Birgit Frohn

Natürlich heilen und pflegen mit
Jojobaöl

- Infektionskrankheiten und Hautprobleme behandeln
- Natürliche Pflege von Kopf bis Fuß
- Rezepturen für Gesundheit und Schönheit

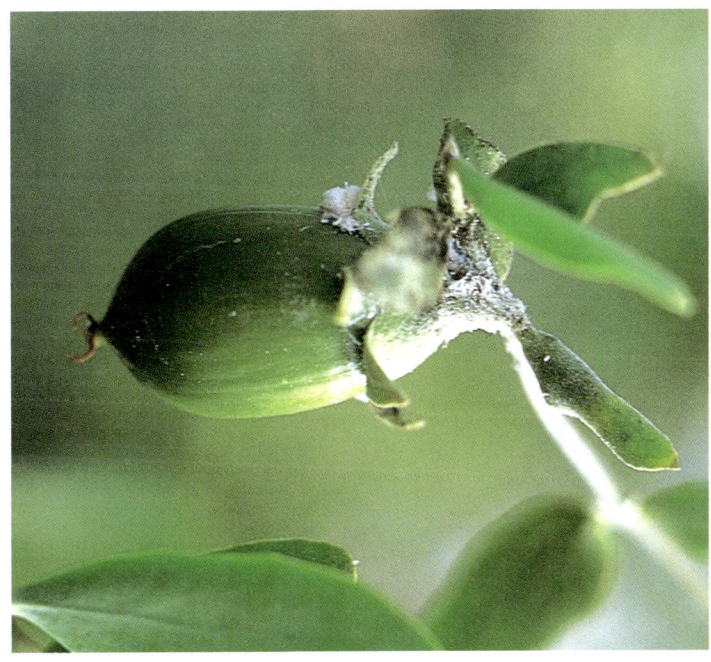

SÜDWEST

Inhalt

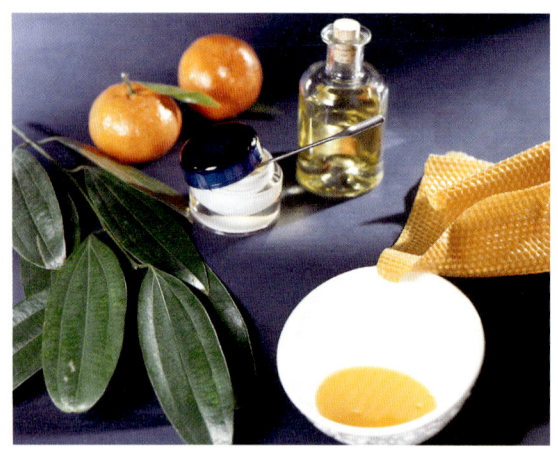

Gesund und schön mit Jojobaöl.

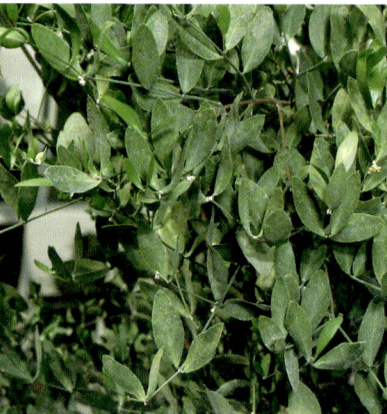

Immergrün, dick und fleischig – die Blätter des Jojobastrauchs.

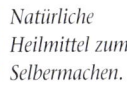

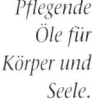

*Pflegende
Öle für
Körper und
Seele.*

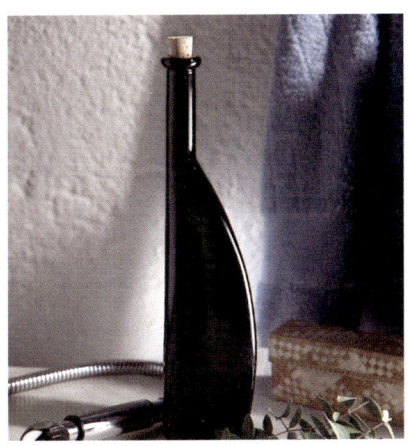

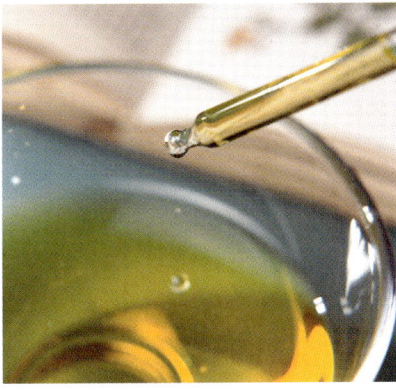

*Natürliche
Heilmittel zum
Selbermachen.*

Heilrezepte mit Jojoba

*Jojobaöl –
natürliche
Pflege für Haut
und Haare.*

Körperpflege mit Jojoba

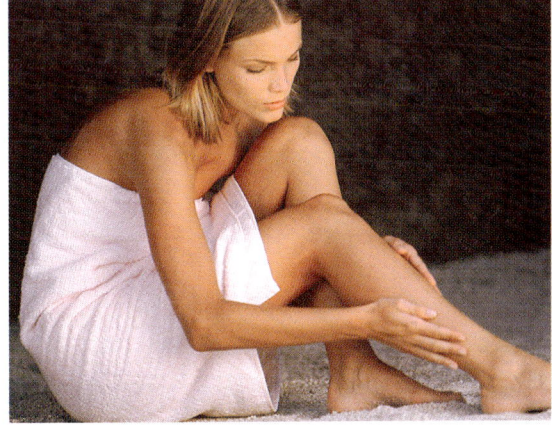

Vorwort

»Ein neues Öl wächst in der Wüste«

Unter diesem Titel erschien im Jahr 1980 ein Artikel in der Wochenzeitung DIE ZEIT. Der Autor verwies darin auf die vielen Möglichkeiten, die Jojobaöl sowohl für Medizin als auch Industrie bietet.

Vor etwa 20 Jahren war Jojoba ein in den Wüsten Arizonas und Kaliforniens wachsender Strauch, für den sich außer Wüstenfüchsen und Klapperschlangen nur wenige Forscher interessierten, die mit der amerikanischen Flora befasst waren. Mittlerweile hat sich der unscheinbare Wüstenstrauch vom botanischen Außenseiter zum viel versprechenden Rohstoff entwickelt. Die Forschung entlockt dem Jojobastrauch nach und nach Geheimnisse, und ständig entstehen neue Versuchsplantagen. Immer mehr Hersteller medizinischer und kosmetischer Produkte beziehen das Wüstenöl in die Erzeugung ihrer Produkte ein. Dem wertvollen Öl und den Samen von Jojoba eröffnen sich aber auch neue Perspektiven für eine Nutzung in der Landwirtschaft.

Von 250 000 Pflanzenarten werden nur 150 zur Lebensmittelerzeugung genutzt, und von diesen bestreiten 30 Arten fast 95 Prozent unseres Kalorien- und Energiebedarfs.

Die Entdeckung einer Pflanze und ihre Nutzung

Obwohl Jojobaöl unzählige natürliche Kosmetikprodukte – von Gesichtscremes über Körperöle bis hin zu Nagelpflegemitteln – bereichert, wissen nur wenige Näheres über das vielseitige Pflanzenwachs. Das vorliegende Buch möchte deshalb das Geheimnis des potenten Wüstenstrauchs lüften und Sie mit dem flüssigen Gold bekannt machen – jenem faszinierenden Naturprodukt, dessen Namen Sie vielleicht schon oft gehört und gelesen, es jedoch hinsichtlich seiner Herkunft und Eigenschaften noch nicht näher kennen gelernt haben. Zunächst erhalten Sie einen Einblick in die Botanik und in die lange Geschichte von Jojoba und erfahren, wo diese Pflanze wächst, die uns ein so vielseitig verwendbares Produkt schenkt, wie sie aussieht und warum Jojobaöl in streng wissenschaftlichem Sinn gar kein Öl ist.

Verbindung von Theorie und Praxis

Der darauf folgende Abschnitt informiert Sie darüber, warum das Wachs in Form eines Öls so wertvoll ist und in welchen Bereichen es Verwendung findet. So entdecken Sie Wissenswertes über die Gewinnung und die Eigenschaften des Jojobaöls, lernen seine zahlreichen Nutzanwendungen kennen und erfahren, warum es unserer Haut so wohl tut. Nach der Theorie werden die Möglichkeiten praktischen Gebrauchs vorgestellt. Hierzu wird Ihnen ein reichhaltiger Fundus alter und neuer Rezepte und Anwendungen zur Pflege Ihres Äußeren erschlossen. Sie werden feststellen, dass Jojobaöl bei der Erhaltung von Gesundheit und Schönheit oft gute Dienste leistet.

Ein weiteres Kapitel befasst sich mit den vielen heilenden Wirkungen von Jojobaöl. Bis heute sind zahlreiche seiner überlieferten Heilwirkungen erforscht und in wissenschaftlichen Studien bestätigt. Um Ihnen einen Eindruck von den medizinischen Fähigkeiten des Wüstenöls zu geben, finden Sie am Ende eine kleine Auswahl an Heilrezepten mit Jojoba, die viele leichtere Beschwerden lindern.

Heilung und Schönheitspflege in einem

Der Praxisteil des Buchs wird abgerundet mit einem Kapitel über die Kombinationsmöglichkeiten von Jojobaöl mit anderen, vor allem ätherischen Ölen. Daraus erfahren Sie, welche bedeutende Rolle Jojobaöl als Trägersubstanz für ätherische Öle und andere Duftstoffe spielt und welche Vorteile es gegenüber anderen Trägerölen besitzt. Daneben erhalten Sie eine kleine Unterweisung in der hohen Kunst des Mischens und lernen die wichtigsten Aromaöle sowie deren Wirkungen kennen. Es ist das Anliegen des Buchs, Ihnen Wissenswertes, praktische Empfehlungen und Rezepte rund um Jojobaöl an die Hand zu geben. Darüber hinaus ist es sein Ziel, ein Interesse an dem außerordentlich vielseitigen Wüstenstrauch zu wecken. Denn Jojoba ist die Pflanze der Zukunft, die noch einige Überraschungen bereithält – in den kommenden Jahren wird die Wissenschaft noch mit erstaunlichen Entdeckungen über das flüssige Gold aufwarten können.

Jojobaöl nimmt einen Sonderstatus unter den pflanzlichen Produkten ein. Seine chemisch-physikalischen Eigenschaften sind Ursachen einer verblüffenden Verwendungsvielfalt, die vom Gebrauch im Haushalt über den Einsatz in der Industrie bis hin zur Anwendung in der Körperpflege reicht.

Das Öl, das keines ist

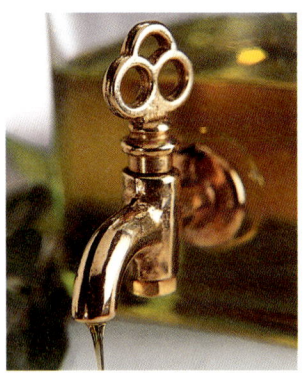

Jojoba – das flüssige Gold aus der Wüste.

Das Jojobaöl ist, obwohl es überall so bezeichnet wird, kein pflanzliches Öl, sondern ein flüssiges Wachs und somit einzigartig in der Pflanzenwelt. Wo diese Pflanze wächst, die uns ein so wertvolles und vielseitig verwendbares Produkt schenkt, wie sie aussieht und wie das Jojobaöl gewonnen wird, davon handelt dieses Kapitel. Ein kleiner Exkurs in die lange Geschichte des auch flüssiges Gold genannten Öls schließt diesen einführenden Teil ab.

Was ist Jojoba?

Jojobaöl ist ein hochwirksamer Bestandteil unzähliger Kosmetikprodukte. Ob Gesichtscremes und -packungen, Körperöle und -lotionen oder Haarshampoos und Nagelpflegestifte – das wertvolle Pflanzenwachs darf in keinem hochwertigen natürlichen Pflegemittel fehlen. Zwar erscheint der Name »Jojoba« häufig auf Beipackzetteln und in Deklarationshinweisen, dennoch ist den wenigsten Verbrauchern bekannt, um welche Substanz es sich dabei handelt.

Obwohl es sich bei dem Produkt Jojoba aus botanischer Sicht um ein Wachs handelt, wird in diesem Buch die allgemein bekannte, wenn auch unkorrekte Bezeichnung »Jojobaöl« durchgehend beibehalten.

Das widerstandsfähige Buchsbaumgewächs

Die Quelle des nicht nur zu kosmetischen und hautpflegenden Zwecken wertvollen Rohstoffs Jojobaöl ist ein immergrüner Wüstenstrauch aus der Familie der Buchsbaumgewächse. Botaniker nennen ihn Simmondsia chinensis. Dieser lateinische Name ist streng genommen irreführend, deutet er doch an, dass die Pflanze ursprünglich in China beheimatet gewesen sei. Da dies nicht richtig ist, führte man den Namen »Simmondsia californica« ein, der ebenfalls ein wenig ungenau ist. Um dem Verwirrspiel ein Ende zu bereiten einigte man sich schließlich darauf, den Jojobastrauch auf lateinisch Simmondsia chinensis, mit dem offiziellen Zusatz »californica«, zu bezeichnen.

Ein unscheinbarer Wüstenbewohner …

Die Heimat dieser vielseitigen Pflanze liegt auf der Baja California sowie in der Sonorawüste, die sich vom südwestlichen Teil der USA, von Arizona und Kalifornien, bis in das nördliche Mexiko erstreckt. In einigen dieser Wüstengebiete wachsen Tausende von Jojobasträuchern auf engstem Raum, in anderen Regionen finden sich die unscheinbaren Büsche nur vereinzelt. Auf den ersten Blick ist der Jojobastrauch wenig attraktiv: Er besitzt viele einzelne Stämme mit weit verzweigten Ästen und erreicht eine Höhe von bis zu drei Meter. Mit einer sehr langen Pfahlwurzel ist die Jojobapflanze fest im Boden verankert. Ihre kleinen, graugrünen Blätter sind relativ dick, ledrig hart und oval geformt. Vom Frühling bis in den frühen Sommer hinein – je nach Dauer und Intensität der Frühlingsregenfälle – öffnen sich in den Blattachseln sehr unscheinbare und kleine Blüten. Bei den männlichen Blütenständen sind sie gelb, bei den weiblichen grünlich gefärbt. Aus den vom Wind bestäubten Blüten reifen über den Sommer die Jojobafrüchte, etwa zwei Zentimeter lange Nüsse, die in sich das hellgelbe Jojobaöl bergen, das der bislang kaum beachteten Pflanze mehr und mehr Popularität verleiht.

… mit hoher Widerstandskraft …

Die Region, in der der Jojobastrauch zu Hause ist, verlangt ihm einiges ab: Zum einen muss er den extremen Temperaturunterschieden der Wüste trotzen und zum anderen lang anhaltende Dürreperioden überstehen. So herrschen in den Morgenstunden Temperaturen um den Gefrierpunkt, während die Quecksilbersäule tagsüber auf bis zu 65 °C klettern kann. Gewächse, die solch extreme Temperaturschwankungen aushalten können, nennt der Botaniker heliophyte Pflanzen. Um gegen die langen Dürrezeiten gewappnet zu sein, gräbt der Jojobastrauch seine Pfahlwurzeln auf der Suche nach Feuchtigkeit bis zu 15 Meter tief in den sandigen Wüstenboden. Obwohl diese Wüstenpflanze sehr genügsam ist, benötigt sie doch ausreichend Wasser, damit ihre Früchte reifen können.

Jojobapflanzen beginnen erst in ihrem dritten Lebensjahr Früchte zu tragen – dann jedoch ihr ganzes Leben lang.

… und Fähigkeiten zur Überlebenskunst

In besonders entbehrungsreichen Zeiten kann es vorkommen, dass der normalerweise immergrüne Jojobastrauch seine Blätter abwirft. Fällt mehrere Jahre kein Regen, bedeutet dies auch das Ende der widerstandsfähigen Jojobabüsche, und ganze Haine der Pflanzen sterben ab. Jojoba wächst bevorzugt auf körnigem und wasserdurchlässigem Wüstenboden, nimmt aber aufgrund seiner anspruchslosen Natur auch salzhaltige und alkalische Böden in Kauf. Dank seiner Robustheit und immensen Regenerationsfähigkeit kann der Jojobabusch bis zu 200 Jahre alt werden. Aufgrund dieser vielen Vorzüge und wegen des zunehmenden Interesses an seinem Öl werden die Anbaugebiete mehr und mehr erweitert. Zwar gab es bereits zu Beginn dieses Jahrhunderts in Kalifornien und später in den dreißiger Jahren auch in Australien Versuchspflanzungen, doch erst ab Mitte der siebziger Jahre setzte der Jojobaboom ein, der dazu führte, dass die genügsamen Büsche aus der Sonorawüste weltweit angebaut wurden.

> Ein weiterer Vorteil der Jojobapflanze besteht in ihrer Unempfindlichkeit gegen schädliche Umwelteinflüsse. Dadurch ist ihr Wachs frei von Pestiziden und anderen Giftstoffen.

Kleine Frucht mit viel Energie

Von Februar bis Anfang September reifen die nussartigen Samen, wohlverpackt in ihren Fruchtkapseln, unter der immer während en Sonne heran, genährt durch Feuchtigkeit und Mineralien, die sich der Jojobastrauch mit Hilfe seiner langen Pfahlwurzeln aus den Tiefen des Wüstenbodens holt. Meist befindet sich nur eine Jojobanuss in der Fruchtkapsel; mitunter gibt es aber auch Drillinge, die dann nur von geringer Größe sind. Die Nüsse sind wie Erdnüsse geformt und erinnern, wenn sie ausgereift sind, im Aussehen ihrer Oberfläche sowie in ihrer dunkelbraunen Färbung an Eicheln. Größe und Gewicht der Samen sind abhängig davon, wie viel Wasser der Jojobastrauch während seines Heranreifens aufnehmen konnte. In der Regel erreicht eine Jojobanuss eine Länge von zwei Zentimeter und wiegt ein Gramm. Das scheint zwar nicht viel, aber in ihrem Wachs ist die geballte Sonnenenergie in Form von natürlichen Vitaminen sowie vielen biologischen und mineralischen Wirkstoffen gespeichert.

Produkt des Sonnenscheins

Etwa ab September werden die voll ausgereiften Jojobanüsse geerntet. Aus Kostengründen überlässt man diese Aufgabe meist Maschinen, mit denen die Plantagenarbeiter zwischen den in Reihen gepflanzten Sträuchern fahren können. Im Lauf der letzten Jahre wurden verschiedene Ernteverfahren entwickelt: Bei dem einen werden die Nüsse einfach von den Jojobasträuchern abgeschüttelt und dann mittels eines Saugers, wie er in der Industrie verwendet wird, aufgesammelt. Andere Maschinen zur Jojobaernte streifen die reifen Nüsschen mit einer Art Kamm von den Zweigen ab – in der gleichen Weise, wie man auch Beeren und Trauben erntet.

Natürlich lassen sich Jojobanüsse auch per Hand ernten, indem man dünnmaschige Netze unter dem Busch auslegt, in denen die herabfallenden Nüsschen aufgefangen werden. Eine andere Möglichkeit ist das Pflücken und Einsammeln der Nüsse. Doch sind beide Verfahren wegen der extrem hohen Temperaturen, denen die Plantagenarbeiter während des Erntens ausgesetzt sind, und wegen der oftmals nur sehr schwer zugänglichen Anpflanzungen an steilen Hängen und zwischen wild wuchernden Kakteen äußerst aufwändig und somit sehr teuer. Ein weiterer Nachteil neben dem Kostenfaktor ist, dass das Ernten per Hand geringere Erträge einbringt als das maschinelle Ernten.

Während des Reifeprozesses steigt der Gehalt des wertvollen Jojobaöls beständig an. Am Ende der Reifezeit beträgt er über die Hälfte (50 bis 60 Prozent) des Eigengewichts der Jojobanüsse, die auch Jojobabohnen genannt werden.

Anbaugebiete von Jojoba

▶ **Europa:** Spanien

▶ **Nordamerika:** Arizona, Hawaii, Kalifornien, Mexiko und Texas

▶ **Südamerika:** Argentinien, Brasilien, Kolumbien, Paraguay und Venezuela

▶ **Afrika:** Ägypten, Elfenbeinküste, Kenia, Lybien und Sudan

▶ **Asien:** Indien, Israel, Kuwait und Thailand

▶ **Australien**

▶ **Neuseeland**

Diese Liste der Anbauländer von Jojoba ist nur von vorübergehender Gültigkeit, da immer mehr Länder sich mit Jojoba befassen und somit auch ständig neue Anbauplantagen entstehen.

Kalt und schonend gepresst

Nach der Ernte der Jojobanüsse muss ihre äußere Schale entfernt werden. Dazu leitet man sie durch Gummiwalzen oder Metallrollen, die die Außenhülle absprengen. Im darauf folgenden Arbeitsgang wird die Jojobanuss in Stückchen zermahlen. Dadurch erhält man ein grobkörniges Granulat, das in Aggregaten auf schonende Weise kaltgepresst wird. Die Ausbeute der Kaltpressung ist bemerkenswert: bis zu 80 Prozent des Ölanteils des Jojobasamens lassen sich gewinnen. Daneben besteht die Möglichkeit, das Wachs den Jojobasamen durch Lösungsmittel wie etwa Hexan zu entziehen; ein Verfahren, bei dem das Öl nahezu vollständig aus den Samen herausgelöst werden kann. Doch dieses chemisch extrahierte Jojobaöl ist von minderer Qualität als das kaltgepresste. Außerdem besteht die Gefahr der Verunreinigung durch Lösungsmittelrückstände. Deshalb lehnt die Kosmetikbranche bislang dieses Öl zur Herstellung ihrer Produkte ab.

> Ein großer und bereits mehrere Jahre alter Jojobastrauch kann in einer guten, also nicht zu trockenen Saison, bis zu 14 Kilogramm Nüsse liefern.

Heilpflanze mit Vergangenheit

Nicht nur Wissenswertes zur Botanik des Jojobastrauchs und zur Gewinnung seines wertvollen Wachses, sondern auch ein Streifzug durch seine Geschichte gibt Aufschluss über dieses vielseitige Heil- und Pflegemittel.

Die Ureinwohner der Sonorawüste – im Norden die Apachen, Pima und Papago, im Süden die Azteken – und des südlichen Teils der Halbinsel Baja California wussten schon vor mehreren Jahrhunderten um die wertvollen Eigenschaften der Jojobanuss und des daraus gewonnenen Öls. Sie gaben dem Jojobawachs den beziehungsreichen Namen »flüssiges Gold«. Die Medizinmänner dieser Indianervölker sammelten die herabgefallenen Nüsse, zerstampften sie zu Mehl und pressten daraus das Jojobaöl, das sie zu vielerlei Heilzwecken verwendeten. U. a. verordneten die indianischen Heilkundigen das potente Öl zur Wundbehandlung, bei Harnwegserkrankungen, zur Geburtshilfe und Babypflege sowie natürlich zur allgemeinen Haut- und Haarpflege. Von den

Apachen ist uns überliefert, dass sie Jojobaöl vor allem zur Schmerzlinderung einsetzten. Und von den Papago-Indianern wiederum weiß man, dass sie damit erfolgreich Erkrankungen des Magen-Darm-Trakts kuriert haben. Doch das flüssige Gold diente den Indianervölkern nicht nur zu Heilzwecken, es fand auch Eingang in deren Küche. Die Bewohner der Halbinsel Baja California verwendeten beispielsweise das Jojobaöl wegen seines angenehmen, nussigen Geschmacks bei der Zubereitung von Salaten. Und in alten Rezeptbüchern der Azteken finden sich verschiedene Anleitungen für Cocktails mit gemahlenen Jojobanüssen, vermischt mit Wasser und anderen Zutaten.

Der Sprung über den Atlantik

Die erste schriftliche Erwähnung von Jojoba findet sich in einem 1789 in Venedig publizierten Buch über die Geschichte Kaliforniens. Der Verfasser, der mexikanische Historiker und Jesuitenpater Francisco J. Clavijero, beschreibt ausführlich den Gebrauch der Jojobafrüchte, die die Indianer Südkaliforniens sehr zu schätzen wussten. Auf seinen Forschungs- und Missionsreisen kam der Geistliche vermutlich auch selbst in den Genuss mancher Jojobaanwendungen.

Auch der spanische Konquistador Hernan Cortez, der das Aztekenreich im 16. Jahrhundert regierte, erwähnte in seinen Schriften den regen Gebrauch, den die Azteken von den Jojobasamen machten. Einer seiner Gefolgsleute soll es gewesen sein, der die Ureinwohner nach dem Namen des Öls fragte, mit dem sie sich Körper und Haare einrieben. Aus der Antwort hörte er den Namen »Jojoba« heraus und schrieb diesen so nieder. Damit begann der Aufbruch dieses in der Verborgenheit der Wüste wachsenden Busches aus der Neuen in die Alte Welt.

Bevor Jojoba allgemeines Interesse zuteil wurde, dauerte es noch geraume Zeit. Zwar wurden zu Beginn unseres Jahrhunderts in Kalifornien Versuchsplantagen mit Jojobasträuchern angelegt, doch ansonsten nahm man wenig Notiz von dem Wüstengewächs. Das änderte sich, als 1933 zwei Forscher der Universität Arizona herausfanden, dass Jojobaöl nicht wie andere Pflanzenöle beschaffen ist und vor allem eine große Ähnlichkeit mit Walratöl besitzt.

Der Name »Jojoba« leitet sich ab von »Jojowi« aus der Sprache der Papago-Indianer. Später wurde bei den Spaniern aus diesem indianischen Namen Jojoba, was genaugenommen »hohoba« oder »chochoba« ausgesprochen werden müsste.

»Diese Beere«, so berichtet bereits Pater Clavijero, »ist wegen ihres medizinischen Wertes, besonders bei der Heilung von Harnwegserkrankungen, bei Wundbehandlungen und um Geburten zu erleichtern, bekannt geworden. Das Öl, das sie aus den Beeren herstellen, ist auch ein ausgezeichnetes Hilfsmittel bei bösen Geschwüren.«

Vom Erwachen einer Pflanze

Die »schlafende Prinzessin« Jojoba begann infolge der Entdeckung der beiden Wissenschaftler aus Arizona zwar ein wenig zu blinzeln, so richtig wachgerüttelt wurde sie aber noch nicht. Da Walratöl noch uneingeschränkt und kostengünstig verfügbar war, dämmerte der Jojobastrauch als exotisches Wüstengewächs in den botanischen Gärten weiter vor sich hin.

Im Zweiten Weltkrieg erwachte Jojoba aus dem Schlaf, als die US-Armee das Öl u. a. als Zusatz zu Motorenöl und als Schmieröl für Maschinengewehre einsetzte. Nach diesem düsteren Intermezzo war es wieder für einige Jahre still um Prinzessin Jojoba, wie sie manche Botaniker liebevoll nennen.

Walrat (Cetaceum) ist ein Wachsgemisch, das nur in den Stirnhöhlen von Pottwalen vorkommt. Es wird pur aus dem Walschädel herausgeschöpft. Walöl gewinnt man durch Auskochen des Walspecks. Im 19. Jahrhundert glaubte man, der Walrat sei der Samen des Pottwals (engl. sperm whale).

Zum Schutz der Wale

Anfang der fünfziger Jahre nahm aufgrund der Entwicklungen in der technischen Industrie der Bedarf an hochwertigen Schmierstoffen zu – und damit auch der an Walratöl. Dieses Öl wird aus den Stirnhöhlen von Pottwalen gewonnen und wurde damals auch in der Lederverarbeitung verwendet. Außerdem war Walratöl zu diesen Zeiten ein wichtiger Rohstoff der Pharma- und Kosmetikindustrie. Der stetig steigende

Der Jojobasteckbrief

▶ **Zugehörigkeit:** pflanzliches Wachs, kein Öl

▶ **Farbe:** hellgelb

▶ **Beschaffenheit:** flüssig und viskos

▶ **Geruch:** nussig, leicht fruchtig

▶ **Eigenschaften:** wird bei Temperaturen unter 8 °C fest, darüber wieder flüssig

▶ Wird nicht ranzig und fettet nicht

▶ Ist sehr lange haltbar und stabil

▶ Verträgt Temperaturen bis über 300 °C, ohne sich zu verändern

▶ Ist absolut rein

▶ Ist sehr dünnflüssig und zieht rasch in die Haut ein

Gebrauch von Kosmetika erforderte immer größere Mengen des wertvollen Rohstoffs. Die immense Nachfrage ließ die Fangquoten steigen. Das hätte die ohnehin schon stark dezimierten Pottwale beinahe ganz ausgerottet. Um die Meeressäuger vor dem Aussterben zu bewahren, verhängte die US-Regierung 1971 ein Einfuhrverbot aller Walprodukte. Zehn Jahre später wurde der Handel im Rahmen des Artenschutzabkommens international verboten.

Da Jojobaöl eine erstaunliche Ähnlichkeit mit Walratöl besitzt, gewann es als dessen natürliches Substitut in der Industrie immer mehr an Bedeutung. Spätestens seit 1981 deckt es als regelrechtes Walratduplikat all jene Bereiche ab, in denen das Öl der Meerestiere bislang Verwendung fand.

Der Siegeszug beginnt

1972 fand in Arizona eine erste internationale Konferenz über Jojoba statt, und die Wissenschaft begann sich intensiv mit der Erforschung des flüssigen Goldes zu beschäftigen. Forscher lüfteten das Geheimnis der Wüstenpflanze und analysierten die wertvollen Wirkstoffe, die ihr Wachs in sich birgt. Die vielen pflegenden Eigenschaften riefen schließlich auch die Kosmetikindustrie auf den Plan, und Jojobaöl hielt Einzug in die Labors der Salben-, Shampoo- und Rasierschaumhersteller. Auch die pharmazeutische Industrie wurde auf das wertvolle Öl aus der Wüste aufmerksam und begann es zur Herstellung zahlreicher Arzneien zu nutzen.

Weitere Industriezweige, darunter die Lebensmittelhersteller, zogen in der Folgezeit nach: Ein wahrer »Run« auf das flüssige Gold begann, Jojobaöl fand nach und nach begeisterte Anhänger, und auch Forscher sagen ihm eine große Zukunft voraus.

Der Jojobaboom hat zur Folge, dass sich auch die Anbaugebiete beständig ausdehnen. Mehr und mehr Landwirte und Farmer weltweit erkennen das Potenzial, das Jojobaöl in sich birgt, und natürlich auch den wirtschaftlichen Nutzen, denn für das wertvolle Produkt ihrer Arbeit werden hohe Preise bezahlt und entsprechend gute Gewinne eingebracht.

Jojobaöl gilt heute als vollwertiger Ersatz für Walratöl. Das lässt hoffen, dass die faszinierenden Meeresbewohner zumindest nicht wegen ihres Walrats weiter vom Aussterben bedroht sein werden.

13

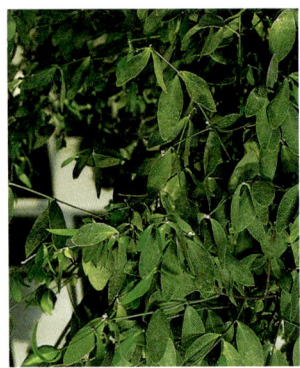

Die dicken länglichen Blätter des Jojobastrauchs sind das ganze Jahr über grün.

Jojobaöl besitzt einen einzigartigen Molekülaufbau und entsprechend einmalige Eigenschaften. Dies ist das Resultat einer wissenschaftlichen Untersuchung von über 10 000 ölhaltigen Pflanzen, aus der das flüssige Gold als überragender Sieger hervorgegangen ist.

Der vielseitige Wüstenstrauch

Bereits heute dient die universell nutzbare Pflanze mit ihrem einzigartigen Öl als Grundstoff für eine breite Palette an Produkten vom Lippenstift über Haarshampoos und Nagelpflegestifte bis hin zum Schmieröl für Hochleistungsmotoren. Trotzdem sind sowohl die Anwendungsbereiche als auch die Wirkungsvielfalt damit noch nicht ausgeschöpft.

Was Jojoba so wirkungsvoll macht

Seit einigen Jahren zieht das flüssige Gold des Jojobastrauchs als vielseitiges und wirkungsvolles Pflegemittel für Haut und Haare mehr und mehr Aufmerksamkeit auf sich. Kaum ein kosmetisches Produkt auf natürlicher Basis verzichtet in seiner Rezeptur auf diese Zutat. Aber nicht nur die Kosmetikbranche ist dem neuen und viel versprechenden Rohstoff aus der Wüste gegenüber sehr aufgeschlossen, sondern auch Agrarfirmen investieren große Summen in den Anbau der anspruchslosen Büsche.

Die steten Forschungen im medizinischen, kosmetischen oder industriellen Bereich haben bislang unbekannte Eigenheiten des Pflanzenwachses enthüllt und dem Jojobaöl zunehmend Popularität verliehen. Inzwischen sind von Expertenseite viele der Wirkungen bestätigt worden, die das Jojobaöl bereits bei den Indianervölkern seit Jahrhunderten so beliebt machen.

Auf die besonderen Eigenschaften des Jojobaöls wurde die Wissenschaft erst Mitte der dreißiger Jahre aufmerksam. Zwei amerikanische Forscher aus Arizona entdeckten, dass sich das flüssige Gold aus der Wüste in seinem chemischen Aufbau vollkommen von anderen Pflanzenölen unterscheidet. Pflanzliche Öle wie Avocado-, Mandel-, Sesam-

oder Olivenöl (siehe Seite 36ff.) bestehen hauptsächlich aus den so genannten Triglyzeriden und werden deshalb als fette Öle bezeichnet. Diese Fettbestandteile bewirken, dass sich ein fettes Öl in Verbindung mit dem Sauerstoff der Luft nach einer gewissen Zeit zu zersetzen beginnt, es wird ranzig und verbreitet einen unangenehmen Geruch.

Wachs in Ölgestalt

Jojobaöl hingegen ist das einzige pflanzliche Fett, das kaum Triglyzeride enthält, sondern aus ungesättigten und gesättigten Alkoholen und Fettsäuren besteht. Dieser chemische Aufbau zeigt, dass es sich bei dieser goldgelben, geruchlosen Flüssigkeit nicht um ein pflanzliches Öl, sondern um ein flüssiges Wachs handelt.

Das Paradoxe am Jojobaöl ist, dass es, obwohl von seinem chemischen Aufbau her kein Öl, in seinen physikalischen Eigenschaften jedoch einem solchen sehr ähnlich ist. Diesem Umstand ist es zu verdanken, dass Jojobaöl für unterschiedlichste Zwecke Verwendung finden kann – vom Grundstoff für Lippenstifte bis hin zum Schmieröl, da es Temperaturen bis zu 300 °C auszuhalten imstande ist, ohne dabei etwas von seinen wertvollen Inhaltsstoffen und Wirkungen einzubüßen (siehe Kästen Seiten 18 und 25).

Einzigartig unter pflanzlichen Ölen

Wie kaum ein anderes natürliches Fett, Öl oder Wachs weist Jojobaöl von Natur aus eine große Reinheit auf, die darauf zurückzuführen ist, dass Jojobapflanzen überwiegend in entlegenen Wüstengebieten heranwachsen und somit von der fortschreitenden Umweltverschmutzung weitgehend verschont sind. Ihr Wachs ist infolgedessen frei von Pestiziden und anderen Giftstoffen. Deshalb darf mit Recht behauptet werden, dass Jojobaöl eines der saubersten Naturprodukte unserer Erde ist.

Darüber hinaus ist es ungiftig, natürlich abbaubar, verflüchtigt sich nicht an der Luft und wird nicht ranzig – selbst nach 25 Jahren Lagerzeit nicht, wie Jojobaforscher versichern. Bei anderen Wachsen und pflanzlichen Ölen ist dies nicht gewährleistet. Sie zersetzen sich bei

Wenn Sie Jojobaöl kaufen, achten Sie stets darauf, dass es sich dabei um ein zu 100 Prozent naturreines und vor allem kaltgepresstes Produkt aus erster Pressung handelt – dies muss der Hersteller auf der Verpackung angeben. Einige Anbieter vertreiben Jojobaöl in der Qualität »kontrolliert biologischer Anbau« (kbA.). Diese Produkte werden im Naturkosthandel in Naturkosmetikfachgeschäften (z.B. Kosmetik-Bazar) und über Naturkosmetik-Versandfirmen verkauft.

Zimmertemperatur und sind alsbald nicht mehr brauchbar – von dem unangenehmen Geruch, den sie dann verbreiten, ganz zu schweigen. Dass Jojobaöl diesem natürlichen Verfall nicht unterliegt, ist einer der zahlreichen Gründe, warum es in der Kosmetikindustrie und beim Verbraucher so beliebt ist. Doch damit ist der Vorzüge noch lange nicht genug: Jojobawachs wird bei Temperaturen unter 7 °C fest und bei Erwärmung auf normale Raumtemperatur sofort wieder flüssig. Erstaunlich dabei ist, dass auch wiederholtes Verfestigen und Verflüssigen die Qualität des Jojobaöls in keiner Weise beeinträchtigt. Aufgrund dieser Besonderheit mischt man das Öl gerne Zubereitungen aus pflanzlichen Ölen unter, bei denen eine feste Konsistenz zur Aufbewahrung im Kühlschrank erwünscht ist.

> Jojoba gilt als natürliches Produkt in zweierlei Hinsicht: Es wird aus der Natur gewonnen und in seiner Herstellung nicht durch Zusatzstoffe verändert. Zugleich geschieht seine Gewinnung nicht auf Kosten der Natur, es wird keine andere Tier- oder Pflanzenart gefährdet.

Zwillingsbruder des Walratöls

Vieles an und in Jojoba besitzt eine außergewöhnliche Komponente. So beispielsweise auch die Tatsache, dass dieses pflanzliche Produkt in seinem chemischen Aufbau wie in seinen Eigenschaften sehr stark dem Walratöl ähnelt, einem ebenfalls flüssigen Wachs, das aus der Stirnhöhle des Pottwals gewonnen wird.

Walratöl war (viel zu) lange Zeit hoch begehrter, weil bis dato unersetzlicher Rohstoff zur Herstellung von Kosmetikprodukten und Medikamenten sowie von Nahrungszusatzstoffen, zur Bearbeitung von Lederwaren und zur Produktion qualitativ hochwertiger Schmiermittel. Diese vielfältigen Verwendungsmöglichkeiten kosteten zahllosen Meeressäugern das Leben. Der moderne Walfang ließ die einst riesigen Pottwalherden in wenigen Jahrzehnten zu versprengten Kleinfamilien schrumpfen.

Jojoba und Artenschutz

Die Empörung der Tierschützer war ein Auslöser für den Aufstieg des Jojobaöls. Denn nachdem im Artenschutzabkommen die Jagd auf Wale und der Handel mit Walerzeugnissen endgültig verboten wurden, saßen die Kosmetikbranche und andere Industriezweige, die sich des

Walratöls bedienten, buchstäblich auf dem Trockenen. Da traf es sich gut, dass die Wissenschaft ein pflanzliches Öl ausfindig gemacht hatte, welches in seinen Eigenschaften und seinem Aufbau dem Walratöl so ähnelt, dass es in vielen Bereichen als Duplikat eingesetzt verwendet werden kann, ohne – für industrielle Zwecke ausschlaggebend – größere Umstrukturierungen und finanzielle Einbußen zu erfordern. Mit dieser wissenschaftlichen Weihe versehen hielt Jojobaöl Einzug in Labors, Fabrikhallen und Werkstätten.

Doch Jojobaöl ist weit mehr als nur einfacher Ersatz für das Pottwalöl, denn es ist seinem tierischen Vorbild in vieler Hinsicht überlegen: Zum einen verströmt es keinen Fischgeruch, zum anderen besitzt es von Natur aus einen sehr hohen Reinheitsgrad und muss daher vor seiner Anwendung nicht oder nur geringfügig behandelt werden (siehe Seite 31ff.).

Der entscheidende Vorzug am Jojobaöl ist, dass es aus einem nachwachsenden Naturprodukt gewonnen wird, das nahezu uneingeschränkt verfügbar ist und das darüber hinaus den oft armen Anbauländern Exportmöglichkeiten und damit zusätzliche Einnahmequellen verschafft.

Kriterien für gutes Jojobaöl

Wie bei jedem anderen natürlichen Erzeugnis gibt es auch bei dem flüssigen Gold Jojoba einige Punkte, auf die Sie beim Einkauf unbedingt achten sollten. Bezüglich der Qualität gilt die generelle Empfehlung, nur diejenigen Jojobaprodukte zu kaufen, auf deren Verpackung genau vermerkt ist, welche Substanzen sie beinhalten und wie das darin enthaltene Jojobaöl gewonnen und aufbereitet wurde. Es sollte sich dabei um ein garantiert zu 100 Prozent naturreines und kaltgepresstes Öl aus erster Pressung handeln. Jojobaöl aus kontrolliert biologischem Anbau wird ohne Verwendung von künstlichen Herbiziden, Pestiziden und Dünger hergestellt. Auch der Preis lässt Rückschlüsse auf die Qualität zu: Absolut reines und damit hochwertiges Jojobaöl ist nach wie vor verhältnismäßig teuer.

Einer der Gründe, warum Jojobaöl noch relativ teuer ist, ist seine (momentane) Knappheit, da die Jojobaplantagen vielfach weder großflächig noch alt genug sind, um schon ausreichende Erträge zu liefern. In einigen Jahren, so die Prognose, wird sich aufgrund weltweit zunehmender Anpflanzungen eine Preissenkung einstellen. Daneben spielen auch die Löhne der Landarbeiter auf den Jojobaplantagen eine Rolle, die vergleichsweise hoch sind – angesichts der mühsamen Arbeitsbedingungen jedoch gut verständlich.

Was Jojobaöl alles enthält

▶ Viel Vitamin A, das die natürlichen Hautfunktionen fördert

▶ Vitamin E, das u. a. die Zellerneuerung unterstützt und dem Alterungsprozess der Haut entgegen wirkt

▶ Vitamin F, das zur allgemeinen Stärkung der Abwehrkraft der Haut dient

▶ Acht Prozent Wasser

▶ Zehn Prozent Zucker

▶ Über zehn Prozent Ballaststoffe

▶ 30 Prozent Aminosäuren

▶ Simmondsin, ein Wirkstoff, über den in Zukunft noch viel Positives zu hören sein wird

▶ Ungesättigte Wachse und Fettsäuren

Die Qualität entscheidet

Die wesentlich preisgünstigeren Verschnitte von Jojobaöl mit anderen pflanzlichen Ölen halten in Wirkung und Eigenschaften keinem Vergleich mit dem puren flüssigen Gold stand. Es lohnt sich also in jedem Fall, wenn Sie etwas tiefer in die Tasche greifen. Erhältlich sind Jojobaöl pur oder Präparate auf Jojobabasis in Apotheken, Drogerien, Reformhäusern, Naturkostläden und Naturkosmetikfachgeschäften.

Die Fläche der Haut umfasst insgesamt etwa zwei Quadratmeter und bietet damit eine große Wirkungsfläche für die Anwendung von kosmetischen Produkten etwa solche mit Jojobaöl.

Das pflegende Fluidum

Für den Hausgebrauch sind in erster Linie jene Vorzüge von Interesse, die Jojobaöl zur Pflege von Haut und Haaren besitzt. Das flüssige Gold gewinnt in der Körperpflege mehr und mehr an Bedeutung und hat sich als Zutat zahlloser Schönheits- und Pflegeprodukte vom Aftershave bis zum Zahnpflegemittel bewährt. Um die verjüngenden Wirkungen des Jojobaöls auf Haut und Haare zu verdeutlichen, erklärt ein kleiner Exkurs Aufbau und Funktionen unseres größten Organs, das in physischer wie auch in psychischer Hinsicht das Wachstum und die Entwicklung des Menschen und seines Wesens mitgestaltet.

Die Haut – Spiegel unserer Seele

Unsere Haut ist nicht nur der Schutzschild unseres Körpers, der ihn vor Verletzungen, vor dem Eindringen gefährlicher Bakterien und Umweltgifte, vor Hitze und Kälte bewahrt, sie sagt auch viel über die seelische Befindlichkeit eines Menschen aus. Anhand der Mimik, am Hautbild und auch an der Art eines Lächelns und an der Platzierung von Fältchen lässt sich manch tiefer Aufschluss über einen Menschen gewinnen. Die Haut gibt nicht zuletzt auch Auskunft über die Lebensgewohnheiten: Alles, was der innere Entgiftungsapparat nicht mehr bewältigen kann wie beispielsweise Nikotin, Alkohol, Koffein oder Schadstoffe aus Nahrungsmitteln, versucht die Haut auszuscheiden. Auch Veränderungen im Hormonhaushalt drücken sich sichtbar in der Hautbeschaffenheit aus. Kurz gesagt: Unsere Haut ist ein Ventil für sowohl körperliche als auch seelische Prozesse.

Aufbau der Haut

Insgesamt unterscheidet man drei Hautschichten, zwischen denen sich Blut- und Lymphgefäße sowie Nervenstränge befinden und die alle miteineinander verbunden sind. Die Oberhaut (Epidermis) besteht aus mehreren Schichten hornbildender Zellen, die sie von der darunter liegenden Lederhaut abgrenzen. Die Oberhaut nimmt pflegende Wirkstoffe auf und gibt Schlacken ab. Schutz nach außen bietet ein Wasser- und Fettfilm, der die gesamte Oberhaut überzieht, sie weich und geschmeidig hält und uns wie ein Puffer gegen schädigende Einflüsse von außen schützt.

Unter der Epidermis liegt die Lederhaut (Korium). Sie besteht aus einer oberen, straffen Zone und einer darunter liegenden Stützschicht aus Bindegewebe, das von Blutgefäßen und Nervenfasern durchzogen ist. Die Nervenfasern empfangen Reize wie Druck, Schmerz und Temperatur aus der Umgebung und leiten diese an das Gehirn weiter.

Die dritte Hautschicht ist die Unterhaut (Subkutis), aufgebaut aus Fettzellen und Bindegewebe. Frauen haben von Natur aus eine dickere Unterhaut als Männer. Die Beschaffenheit der Haut unterscheidet sich

> Unsere Haut ist die Schnittstelle, die unseren Organismus in seine Umwelt einbettet. Sie bestreitet einen großen Teil unseres Wasserhaushalts und einen kleinen, aber lebensnotwendigen Teil unserer Atmung. Sie besitzt mehrere Arten von Rezeptoren für Temperatur-, Berührungs- und chemische Reize.

Die Inhaltsstoffe von Jojoba versorgen auch die sensible Kinderhaut mit wertvollen Vitaminen, Mineralien und Spurenelementen und geben ihr Schutz vor belastenden Umwelteinflüssen.

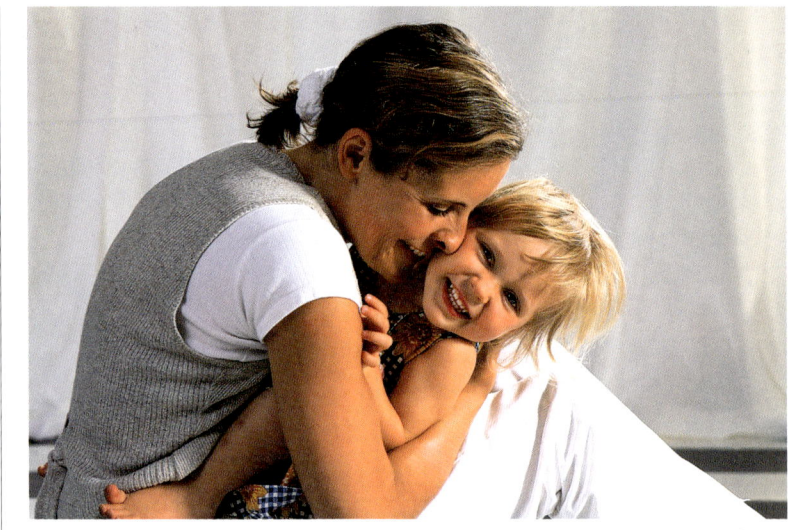

Radiologische Tests haben bewiesen, dass Jojobaöl sehr rasch bis in die tiefer gelegenen Schichten der Haut eindringt und dort seine zahlreichen wohltuenden Wirkungen entfaltet.

auch nach Konstitution, Lebensweise sowie Körperregion. Ungefähr zwei Drittel unseres Körperfetts sind in der Unterhaut gespeichert, die uns dadurch vor Temperaturschwankungen und Erschütterungen schützt. In der Unterhaut befinden sich ferner unsere Talg- und Schweißdrüsen sowie die Haarwurzeln und -kanäle.

Umfangreiche Anforderungen

Unsere Haut muss tagtäglich zahlreiche Aufgaben erfüllen, damit wir gesund und schön bleiben.

Schutz vor äußeren Einwirkungen

Die Haut bildet eine natürliche Schutzgrenze zwischen unserem Körper und den vielen Einflüssen aus unserer Umwelt. Gegen mechanische Einwirkungen, denen die Haut ununterbrochen ausgesetzt ist, schützt sie uns durch ihren mehrschichtigen Aufbau, ihre Fähigkeit zur schnellen Regeneration und dadurch, dass in der Oberhaut keine Blutgefäße liegen, die verletzt werden könnten. Chemische Belastungen wehrt die Haut durch ihren Säureschutzmantel ab, der auf der obersten Hautschicht aufliegt und sich aus Absonderungen der Hornschicht sowie der Talg- und Schweißdrüsen bildet. Ist der Hautschutzfilm intakt, können sich schädliche Bakterien nicht ansiedeln, Ekzeme und Entzündungen nicht bilden. Wird dieser Film jedoch, etwa durch zu häufiges Waschen und Duschen mit Seifen und Waschlotionen, angegriffen oder gar zerstört und der pH-Wert der Haut empfindlich verändert, kann er uns nicht mehr vor der Einwirkung schädlicher Substanzen bewahren. Diesen Schutzmantel sollten wir also nicht nur für ein schönes Aussehen unserer Haut, sondern auch im Hinblick auf die Erhaltung ihrer Gesundheit sorgfältig pflegen.

Sinneseindrücke vermitteln und Gefühle austauschen

Als wichtiges Sinnesorgan vermittelt die Haut uns Reize und Eindrücke aus der Umwelt. Berührungen, Druck, Schmerzen oder Temperatur werden von unzähligen Rezeptoren empfangen und über die Nerven an das Gehirn weitergeleitet. Dies ermöglicht uns die Kommunikation mit der Umwelt, denn über die Haut können wir durch Berührung Kontakt zu unseren Mitmenschen aufnehmen und ihnen damit unsere Gefühle mitteilen. Hautkontakt kann eine äußerst beruhigende und tröstende Wirkung auf Seele und Körper haben, denn psychischer Stress, Ängste und Unsicherheiten werden oftmals einfach weggestreichelt. Berührungen sind »Vitamine« für die Seele.

Speicherung

Als Speicherorgan für Fett, Wasser und auch Blut trägt die Haut zur Ausprägung unserer individuellen Körperformen bei und schützt uns vor extremen Temperaturen und mechanischen Einwirkungen.

Ausscheidung und Aufnahme von Stoffen

Die Haut transportiert fortlaufend Schlacken und Giftstoffe aus unserem Körper hinaus. Zudem reguliert sie durch die Schweißabsonderung die Körpertemperatur sowie unseren Elektrolythaushalt, denn im Schweiß sind viele Mineralsalze und Spurenelemente enthalten. Die Haut nimmt auch Nährstoffe und Sauerstoff aus dem Blut sowie Stoffe aus der Umwelt auf – beispielsweise die pflegenden und nährenden Substanzen aus Pflegeprodukten auf Jojobabasis.

Reinigung der Haut hängt nicht immer vom Gebrauch der Seife ab. Manchmal kann auch schon ein Duschbad genügen. Dabei sollte die Wassertemperatur 30 °C nicht übersteigen, um eine unnötige Austrocknung der Haut zu vermeiden.

Temperaturregelung

Bei Kälte zieht sich die Haut zusammen (Gänsehaut), dabei wird Talg ausgeschieden. Beide Funktionen, Kontraktion und Einfettung der Haut, verhindern den Verlust der Wärme. Im Gegensatz dazu dehnt sich die Haut bei einer erhöhten Wärmeeinwirkung aus, die Gefäße erweitern sich und die Schweißdrüsen treten in Aktion. Die äußere Körpertemperatur wird durch die Verdunstungskühle des Schweißes vermindert und der Überhitzung des Körpers vorgebeugt.

Der Einfluss von Jojoba auf die Haut

Auf vielfältige Weise wirkt Jojobaöl auf die Haut des Menschen ein. So beeinflusst es nicht nur die Regulation des Fett- und Feuchtigkeitsgehalts, sondern steigert auch die natürliche Regenerationsfähigkeit der Haut.

Wirkung durch Entsprechung

Einer der größten Vorteile von Jojobaöl besteht darin, dem menschlichen Hauttalg sehr ähnlich zu sein und damit eine besondere Affinität zur Haut zu besitzen. Die Ausscheidungen der Talg- sowie auch der Schweißdrüsen spielen für den Fett- und Feuchtigkeitsgehalt der Haut eine grundlegende Rolle. Elastizität und Unversehrtheit der Hautoberfläche sind wiederum davon abhängig, wie viel Fett und Feuchtigkeit in der Haut gespeichert sind. Sondern die Talgdrüsen zu viel Fett ab, neigt die Haut zur Bildung von Mitessern und anderen Unreinheiten. Sind die Talgdrüsen jedoch zu wenig produktiv, zeigt sich das in trockener, spröder und zu Faltenbildung neigender Haut. Um der Haut ein gutes Aussehen zu erhalten, müssen alle Hautfunktionen, wie etwa die Talgabsonderung, harmonisch aufeinander abgestimmt sein.

Aufgrund seiner Ähnlichkeit mit dem menschlichen Hauttalg ist besonders Jojoba in der Lage, einer mangelhaften Talgabsonderung abzuhelfen und damit eine ausgleichende Wirkung auf zu trockene und spröde Haut zu entfalten. Bei einer fettigen Haut hingegen sorgt

Die Anwendung von Jojobaöl beugt Hautschädigungen vor. Die nach dem Waschen mit Jojoba versorgte Haut wird geschmeidig und frisch. Der schützende Ölfilm verhindert, dass Schmutzpartikel (z. B. aus Straßenverkehr und schlechter Raumluft) nicht in die Haut eindringen kann.

Jojobaöl für eine Reduzierung der Talgproduktion; denn sobald die Haut von außen Fett und Feuchtigkeit zugeführt bekommt, drosselt sie automatisch ihre eigene Produktion.

Regenerierender Neuaufbau durch Jojoba

Jojobaöl fördert die Regenerationsfähigkeit der Hautzelle indirekt dadurch, dass es den Fettgehalt der Haut reguliert. Denn die Fähigkeit zur täglichen Erneuerung ist u. a. vom harmonischen Zusammenspiel der Hautfunktionen abhängig. Aufgrund seiner Zusammensetzung wird Jojobaöl sehr rasch von der Haut aufgenommen. Es lässt sich gut verteilen und hinterlässt im Gegensatz zu vielen anderen Ölen keinen glatten oder klebrigen Film auf der Haut, sondern verleiht ihr ein angenehmes Gefühl der Frische.

Jungbrunnen für die Haut

Indem Jojobaöl regulierend in die Hautfunktionen eingreift und den natürlichen Säureschutzmantel erhalten hilft, trägt es ganz entscheidend dazu bei, die Elastizität und jugendliche Frische der Haut zu

Der Säuremantel der Haut, der durch die Verdunstung des sauren Schweißes gebildet wird, hemmt die Entwicklung vieler Krankheitskeime. Jojoba auf der Haut erfüllt eine wichtige Schutzfunktion für den gesamten Körper.

Seine regenerierenden und nährenden Eigenschaften machen Jojobaöl zu einem wahren Elixier für die Haut. Die regelmäßige Pflege mit Jojoba verleiht ihr Jugendlichkeit und Elastizität.

bewahren. Jojobaöl glättet, wirkt der Bildung von Falten entgegen und macht die Haut am ganzen Körper samtig weich und geschmeidig. Diese Wirkung verdankt es dem Gehalt an Vitamin E, dem Schönheitsvitamin schlechthin.

Bräunt und pflegt in einem

Man hat herausgefunden, dass Jojobaöl die Haut vor dem schädlichen Einfluss der UV-Strahlen der Sonne schützen und zugleich eine intensive und lang anhaltende Bräune bewirken kann. Wenn Sie sich vor dem Sonnenbaden mit dem Öl einreiben, schlagen Sie auf diese Weise gleich »zwei Fliegen mit einer Klappe«: Sie werden braun, ohne sich einer all zu hohen Belastung durch UV-Strahlung auszusetzen, und lassen Ihrer Haut zugleich hochwertige Pflege angedeihen.

Linderung bei Hautbeschwerden

Viele Jojobaforscher bescheinigen dem vielseitigen Öl auch dermatologische Heilwirkungen. Studien haben gezeigt, dass die Anwendung von Jojobaöl eine große therapeutische Wirkung bei Akne entfaltet, indem es die bei dieser Hauterkrankung übermäßige Talgabsonderung eindämmt. Doch auch bei hartnäckigen Kopfschuppen und bei Schuppenflechte (Psoriasis) bewährt sich der regelmäßige Gebrauch des Wüstenöls (siehe Seite 88f.).

Das flüssige Gold als Haartonikum

Jojobaöl eignet sich wunderbar zur täglichen Haarpflege. Denn ebenso wie die Haut enthalten auch die Haarwurzeln Talgdrüsen, deren Absonderungen eine feine Schutzschicht um jedes einzelne Haar bilden und damit die Haare in der Gesamtheit geschmeidig halten. Solange dieser Schutzschild intakt ist, lässt das Haar einen gesunden Glanz erkennen und ist widerstandsfähig gegen äußere Einflüsse. Doch Belastungen von außen wie aggressive Haarwaschmittel, Sprays und andere Substanzen, häufiges Kämmen und Bürsten, heißes Fönen

Lange Haare sind größeren Belastungen ausgesetzt als kurze und bedürfen deshalb besonderer pflegender Zuwendung, weil das Nachfetten durch die Talgdrüsen die Haarspitzen aufgrund der Länge zunehmend weniger erreicht. Jojobaöl führt den Haaren wieder Fett und Feuchtigkeit zu und ist also geradezu ideal zur Pflege langer Haare.

und das Tragen von Haarspangen und -reifen schaden dem Haar. Auch intensive Sonnenbestrahlung, häufiges Legen von Dauerwellen und regelmäßiges Färben strapazieren die Haare.

Jojobaöl hilft den Schutzfilm um die Haare zu erhalten und wiederherzustellen. Besonders für strapaziertes und trockenes Haar ist es ein wahrer Jungbrunnen, denn es verleiht ihm neue Spannkraft und seidigen Glanz. Das Pflanzenwachs vermag auch Haarschäden wie beispielsweise Spliss und übermäßiger Brüchigkeit vorzubeugen oder einzudämmen.

Für die Haut nur das Beste

Bevor Jojobaöl zu kosmetischen oder medizinischen Zwecken dienlich sein darf, wird es gefiltert und raffiniert. Erst dann ist es rein genug, um in Cremes, Lippenstiften und anderen kosmetischen Produkten verarbeitet zu werden.

Wachs aus Jojobaöl lässt sich hervorragend mit Substanzen wie Paraffin und Glyzerin mischen und wertet sie dadurch bedeutend auf.

Die pflegende Wirkung von Jojobaöl

▶ Erhält den Säureschutzmantel der Haut

▶ Ist rückfettend

▶ Glättet die Haut und wirkt Faltenbildung entgegen

▶ Wirkt ausgleichend bei fettiger wie bei trockener Haut

▶ Hält die Haut jugendlich und elastisch

▶ Enthält das wichtige Vitamin E in natürlicher Form

▶ Regeneriert die Hautzellen

▶ Gibt der Haut ihre natürliche Feuchtigkeit zurück

▶ Eignet sich besonders zur Pflege empfindlicher Haut

▶ Ist ideal zur Babypflege und als Massage- und Badeöl

▶ Strafft die Kopfhaut, verleiht dem Haar natürlichen Glanz

▶ Schützt die Haut vor UV-Strahlung

▶ Bewirkt eine lang anhaltende Bräune

▶ Wirkt schmerzlindernd und beruhigend bei Sonnenbrand und anderen leichten Verbrennungen

▶ Ist entzündungshemmend

▶ Wirkt heilend bei entzündeter Haut sowie bei Akne, Ekzemen und Schuppenflechte

Doch nicht nur zur Hautpflege ...

Die Verwendungsmöglichkeiten von Jojoba beschränken sich nicht nur auf die Heilbehandlung und die Schönheitspflege von Haut und Haaren. Den Anwendungsbereichen sind nahezu keine Grenzen gesetzt.

Elixier für Motoren und Maschinen

Da Jojobaöl seine Viskosität auch bei hohen Temperaturen behält und sich nicht verändert, einen hohen Siedepunkt hat und zudem keine Korrosion von Metallen hervorruft, kann es auch als Schmieröl für Triebwerke sowie für Kühlsysteme, die permanent verschlossen bleiben sollen, und als Bremsflüssigkeit genutzt werden. Vermischt mit fossilen oder synthetischen Ölen ergibt Jojobaöl ein geeignetes Öl für Automotoren, das mit den herkömmlichen Schmierölen für Automobile problemlos konkurrieren kann. Hersteller aus den USA haben in langjährigen Untersuchungen festgestellt, dass bei Autos, die mit Ölen auf Jojobabasis laufen, der Ölwechsel wesentlich seltener durchgeführt werden muss und sich der Benzinverbrauch deutlich reduziert. Außerdem, so die US-Forscher, verlängert sich die Lebensdauer solcherart ausgerüsteter Automobile, da Motor und Getriebe einem geringeren Verschleiß ausgesetzt sind.

In San Francisco wurden 1981 die städtischen Omnibusse mit Jojoba-schmierölen gewartet, um deren größere Wirtschaftlichkeit unter den harten Bedingungen des kommunalen Fahrbetriebs unter Beweis zu stellen.

Schutz für Holz und Leder

Durch Härtung des Öls lässt sich ein Wachs herstellen, das dem der Carnaubapalme aus Nordbrasilien oder dem der Bienenwaben gleicht. Carnaubawachs ist jedoch mühsam herzustellen, denn es wird in Handarbeit durch Abschaben und Abklopfen der Blätter gewonnen und ist deshalb relativ teuer. Das gleiche gilt für Bienenwachs, das zu kostbar ist, um Gebrauch in Industrie und Technik zu finden. Es bleibt daher mehr kosmetischen und medizinischen Zwecken vorbehalten. Eine gute Alternative ist hier Jojobawachs. Es wird als Polierwachs in der Autolackpflege und für Erzeugnisse aus Leder wie Schuhe und Möbel sowie für Stein- und Holzböden benutzt. Ferner dient es der Herstellung von Linoleum, Kohlepapier (man nimmt es zur Beschichtung), hochwertigen Kerzen, Streichholzköpfen sowie von Fettschreibstiften wie Wachsmalkreiden und Buntstiften. Kunststoffen, Farben und Lacken wird Jojobaöl als Weichmacher zugesetzt.

Behälter für Flüssigkeiten aus Papier und Pappe wie die »Tetra Paks« werden mit Wachs aus Jojobaöl beschichtet. Darüber hinaus findet das Wachs vielfältigen Einsatz als Isoliermaterial, z.B. für Batterien. Auch manche Obstsorten wie Äpfel oder Orangen erhalten einen Schutzmantel durch das Einreiben mit Jojobawachs, um die Früchte dadurch länger haltbar zu machen.

Jojoba in der Chemie

Ein weiteres Anwendungsgebiet von Jojoba im chemisch-technischen Bereich ist die Herstellung von Enteisern und Substanzen, welche den Gefrierpunkt herabsetzen, sowie von Schädlingsbekämpfungsmitteln, Korrosionshemmern und schwer entflammbaren Textilien. Aufgrund der besonderen Molekülstruktur von Jojobaöl – es besteht aus geradkettigen Fettsäuren und Alkoholen – wird es zukünftig auch für Waschmittel, Emulgatoren, Desinfektionsmittel, Trockenmittel und sogar zur Herstellung von Insektenlockstoffen Verwendung finden.

Durch Verkneten mit Schwefel lässt sich das Jojobawachs zu einer elastischen Masse mischen, der so genannten Faktis. Dieses Produkt ist als Füllmaterial des Kautschuks bei der Herstellung von Gummiwaren notwendig.

Neue Impulse für die Landwirtschaft

Da der anspruchslose Jojobabusch auch auf trockenen Standorten gut gedeihen kann und wenig pflegeintensiv ist, wird er zukünftig auch mehr und mehr Bedeutung für Wüstenbegrünungen erlangen. Denn die Jojobapflanze ist mit ihren tief greifenden Wurzeln in der Lage, erosionsgefährdete Erde zu verdichten und festzuhalten. Sie würde sich also ideal zur Rekultivierung versteppter Gebiete eignen.

Der Verbrauch an Kautschuk steigt. Die Gewinnung von Wildkautschuk ist jedoch heute bedeutungslos. Seit dem Zweiten Weltkrieg nimmt die Erzeugung von synthetischem Kautschuk an Bedeutung zu, da er vorwiegend für die noch immer expandierende Kraftfahrzeugindustrie verwendet wird.

Desert farming

In dieser neuen Art der Landwirtschaft überlässt man wüstenartige Trockengebiete nicht mehr den Kakteen, sondern nutzt sie als Anbaugebiet für Jojobasträucher, um dürregeplagten Ländern zu helfen. Jojoba ließe sich auch in ariden Gebieten (Regionen, in denen der Niederschlag geringer ist als die Verdunstung) und als Schutzstreifen an den Randgebieten von Wüstenregionen anpflanzen, beispielsweise in der Sahelzone.

Der weiteren Ausbreitung der Wüsten könnte damit Einhalt geboten und die Versteppung wertvollen Ackerlandes verhindert werden. Ein weiterer landwirtschaftlicher Aspekt besteht in der Nutzung von Jojoba als Futterpflanze, als Straßenrandbegrünung und als widerstandsfähigem Heckengewächs.

Der Jojobastrauch wird normalerweise auf trockenen Hängen und entlang ausgetrockneter Wasserläufe in einer Höhe von 300 bis 1600 Meter gefunden. In Mexiko und Kalifornien kommt Jojoba auch noch in Meereshöhe vor.

Das flüssige Gold in der Medizin

Jojobaöl wird sich, so die Prognose zahlreicher Forscher, auch in vielen Bereichen der Medizin durchsetzen. Die bereits erzielten Heilerfolge beruhen größtenteils auf dem Gehalt entzündungshemmender Stoffe im Jojobaöl.

Das Öl der Jojobanüsse besitzt die Fähigkeit, Bakterien unschädlich zu machen. Besonders wirkungsvoll ist es im Kampf gegen Tuberkelbazillen, die Erreger der Tuberkulose. Diese Eigenschaft war der Wissenschaft bereits 1949 bekannt und der Grund dafür, dass Jojobaöl bis heute zur Herstellung von Penizillin herangezogen wird.

Da die meisten Tiere, und u. a. auch wir Menschen, nicht in der Lage sind, Jojobaöl zu verdauen, lässt sich daraus eine hervorragende Ummantelung für Medikamente erzeugen, die den Magen passieren müssen; die Auflösung der solcherart mit einem Mäntelchen aus Jojoba überzogenen Pillen und Tabletten kann auf diese Weise zeitlich reguliert werden.

Bei Mitte der achtziger Jahre durchgeführten Laborversuchen in den USA zeigte sich, dass Jojobaöl eine deutliche Senkung des Cholesterinspiegels im Blut bewirken kann.

Jojobaöl als Appetitzügler

In absehbarer Zeit wird Jojobaöl Verwendung als natürlicher Appetitzügler finden können. Denn Wissenschaftler haben herausgefunden, dass das Öl Substanzen enthält, die einen Einfluss auf die Regulation der Nahrungsaufnahme besitzen.

Die Lust aufs Essen unterliegt zu einem großen Teil der Kontrolle von körpereigenen Botenstoffen, Neurotransmittern und Hormonen. Unter diesen Botenstoffen gibt es nun einige, die den Appetit hemmen und die Lust zur Nahrungsaufnahme unterdrücken. Das Gleiche bewirkt ein Inhaltsstoff des Jojobaöls, genannt Simmondsin. Inwieweit diese Substanz als natürlicher Appetitzügler für den Menschen geeignet ist, wird gegenwärtig noch wissenschaftlich untersucht.

Jojoba in Haushalt und Küche

Die Indianervölker Arizonas und Mexikos haben es schon vor Jahrhunderten gewusst: Jojobaöl kann man hervorragend zum Kochen verwenden. Ob zum Braten von Fleisch, Fisch und Gemüse oder zu Salaten, Jojobaöl eignet sich ideal für alle kochtechnischen und kulinarischen Anforderungen. Denn zum einen ist das Öl geruchs- und geschmacksneutral, zum anderen besitzt es einen sehr hohen Siedepunkt, oxidiert nicht und beginnt selbst bei höchsten Temperaturen nicht, sich zu zersetzen oder zu qualmen. Auch als diätetisches Lebensmittel ist Jojobaöl geeignet, da es sehr kalorienarm ist und mangels geeigneter Enzyme im Magen-Darm-Trakt nicht verdaut werden kann. Entsprechend kann es als leichtgewichtiges Speiseöl im Rahmen einer kalorienarmen Ernährung Verwendung finden.

Jojobaöl kann in vielerlei Hinsicht den ersten Platz auf der Rangliste der Speiseöle für sich beanspruchen. Ein Versuch mit Jojobaöl in der Küche lohnt sich, egal ob für Steaks, Apfelkücherl oder Kartoffelpuffer.

Von guten und weniger guten Fetten

Das Öl der Jojobanüsse gehört wie Butter und Speck zu den fetthaltigen Nahrungsmitteln. Diese sind bedeutende Energie- und Nährstofflieferanten und dienen als Lösungsmittel für die wichtigen Vitamine A, D, E und K. Im Gegensatz zu den pflanzlichen Fetten wie etwa Oliven- oder Jojobaöl enthalten die tierischen Fette in Milch, Fleisch und Eiern großenteils gesättigte Fettsäuren, die vom Körper schlecht verarbeitet werden und einen Anstieg des LDL-Cholesterinwerts im Blut auslösen können (LDL-Cholesterin ist die schädliche Komponente des Cholesterins). Damit erhöht sich zugleich das Risiko von Herzerkrankungen wie Arteriosklerose oder Herzinfarkt.

Pflanzliche Fette enthalten hingegen wertvolle ungesättigte Fettsäuren. Jojobaöl ist reich an ungesättigten Fettsäuren und kann den Cholesterinspiegel senken. Denn ungesättigte Fettsäuren begünstigen die Vermehrung des stoffwechsel- und gefäßfreundlichen HDL-Cholesterins und wirken so senkend auf den Blutfettspiegel. Einige der ungesättigten Fettsäuren, die Jojobaöl enthält, sind essenzielle Fettsäuren, die der Körper selbst nicht bilden kann und die ihm daher von außen zugeführt werden müssen. Sie sind wichtig für die Haut, das Wachstum von Knochen und Zähnen sowie für den Stoffwechsel, insbesondere den der Leber. Sind diese notwendigen Fettsäuren nicht in unserer Nahrung enthalten, besteht die Gefahr von Mangelerscheinungen wie z. B. Haarausfall. Zwar haben auch Maiskeim-, Distel-, Lein-, Weizenkeim- und Sonnenblumenöl einen hohen Gehalt an ungesättigten Fettsäuren, aber im Gegensatz zum Jojobaöl können diese Öle nicht stark erhitzt werden.

> In einer Versuchsküche der Universität von Kalifornien ließ man Jojobaöl gegen Sanddistel-, Sesam- und Sojabohnenöl antreten. Dabei stellte man fest, dass sich bei diesen Ölen der Gehalt an den ungesättigten Fettsäuren zugunsten eines Anstiegs der gesättigten Fettsäuren drastisch reduziert. An Jojobaöl hingegen ging das wiederholte lange Erhitzen und Frittieren spurlos vorüber.

Champion unter den Speiseölen

Bei Temperaturen über 190 °C entwickeln sich in den meisten Speiseölen giftige Substanzen wie das Acrolein – der Grund, warum sie sich zwar als Salatöle, jedoch nicht zum Braten eignen. Mit einer Ausnahme, dem Olivenöl; es ist das einzige Speiseöl, das über 160 °C erhitzt werden kann, ohne Schaden zu nehmen. Daher wird Olivenöl zum Braten empfohlen. Es darf allerdings nicht qualmen, da in diesem Fall auch in Olivenöl giftige Substanzen entstehen.

Weitere Vorzüge von Jojobaöl im Vergleich zu anderen pflanzlichen Ölen sind seine große Stabilität und die lange Haltbarkeit. Die Qualität anderer Speiseöle kann durch ungünstige, zu hohe oder zu niedrige, Temperaturen, durch Licht und Gerüche stark beeinträchtigt werden:

Bei Wärme werden sie schnell ranzig, bei Kälte trüb und flockig, bei Kontakt mit UV-Strahlung und Luftsauerstoff beginnen sie zu oxidieren und der Abbau ihres natürlichen Vitamingehalts wird beschleunigt. Jojobaöl hingegen kann bei Zimmertemperatur jahrelang aufbewahrt werden, nach Meinung mancher Jojobakundiger sogar bis zu 15 Jahre. Dabei spielt es übrigens keine Rolle, ob die Flasche angebrochen ist oder nicht.

Anwendungen mit Jojobaöl

Mit Jojobaöl sind viele Anwendungen möglich, die teilweise aus der Volksheilkunde bekannt sind. Je nach persönlichen Vorlieben können Sie die für Sie angenehmsten Anwendungen von Jojobaöl herausfinden. Eine weiteres Gebiet, auf dem Jojobaöl zunehmend Bedeutung erlangt, ist die Aromatherapie, denn die ätherischen Pflanzenessenzen kommen besonders gut zur Geltung, wenn das flüssige Pflanzenwachs als Trägeröl gebraucht wird. Diesen Vorzug vor anderen Ölen verdankt Jojoba seinen pflegenden Eigenschaften, seiner Geruchslosigkeit und der langen Haltbarkeit.

Baden mit Jojoba

Eine der schönsten Seiten der Körperpflege ist ein warmes Bad. Deshalb lassen sich viele Menschen nach einem hektischen Arbeitstag von wohltemperiertem Wasser umschmeicheln, um allen Stress einfach wegzuspülen. Noch angenehmer wird ein solches Bad, wenn sich die Streicheleinheiten des Wassers mit pflegenden Wohltaten für die Haut vereinen. Jojobaöl im Badewasser entfaltet eine umfassende hautpflegende Wirkung und versorgt die Haut bereits während des Badens mit seinen wertvollen Inhaltsstoffen. Durch die Wärme des Wassers kann das Öl besser in die Haut einziehen und gibt durch seine rückfettende Wirkung der Haut den vom Badewasser entzogenen Talg und die Feuchtigkeit wieder zurück. Nach dem Baden dürfen Sie sich zusätzlich mit einer Ganzkörpereinreibung mit dem flüssigen Gold verwöhnen.

> Man hat herausgefunden, dass ätherische Öle bei einer Anwendung im warmen Badewasser nach etwa 15 bis 20 Minuten durch die Haut eingedrungen sind und ihre wohltuenden Wirkungen im Körper entfalten.

▶ Lassen Sie Wasser mit einer Temperatur von 35 bis 37 °C in die Badewanne einlaufen. Das Wasser sollte nicht heißer sein, denn sonst belastet das Bad den Kreislauf zu stark.

▶ Geben Sie vier bis sechs Esslöffel Jojobaöl ins Badewasser.

▶ Rühren Sie das Wasser mit einem Holzrührlöffel oder mit den Händen um, damit sich das Jojobaöl gut verteilen kann.

▶ Baden Sie für zehn Minuten bis zu einer Viertelstunde, trocknen Sie sich dann gut ab, und ruhen Sie sich gegebenenfalls – gut zugedeckt – noch ein wenig aus.

▶ Zum Abschluss reiben Sie Ihren Körper mit Jojobaöl ein.

Das Jojobabad kann zusätzlich mit wohlriechenden Pflanzenessenzen verfeinert werden, da Jojobaöl ein ideales Trägeröl für ätherische Öle ist. dazugeben Sie in einer kleinen Schüssel einige Tropfen der duftenden Essenz auf vier bis sechs Esslöffel Jojobaöl, verrühren diese Mixtur und gießen sie ins Badewasser.

Welches ätherische Öl Sie auswählen, bleibt Ihnen überlassen; je nach Stimmungslage und je nachdem, ob Sie sich entspannen oder angenehm anregen lassen möchten, bietet sich eine ganze Reihe von Aromaessenzen an. Insbesondere im Kapitel »Baden mit Jojoba« (siehe Seite 69ff.) finden Sie einige Anregungen für Badezusätze mit Jojobaöl in Kombination mit ätherischen Ölen.

Welches ätherische Öl Sie zur Herstellung Ihres Duftöls verwenden, hängt von Ihren persönlichen Vorlieben ab und davon, wie die Wirkung sein soll, die Sie mit Ihrer Duftkomposition erreichen möchten. Denn jede Aromaessenz bewirkt andere Effekte (siehe Seite 93ff.).

Ölbad als Variante

Eine exklusive Abwandlung des oben genannten Bads mit Jojobaöl ist dieses Bad, bei dem Sie wesentlich mehr Öl brauchen. Ursprünglich kommen Ölbäder aus Indien, genauer gesagt aus dem Ayurveda, der alten indischen Volksheilkunde. Dort nimmt man Bäder in purem Öl. Da dies jedoch hierzulande aufgrund der weit höheren Preise für Öle (insbesondere für Jojobaöl) sehr kostspielig ist, können Sie auf eine kostengünstigere Alternative aus Öl und Wasser ausweichen.

▶ Lassen Sie Wasser mit einer Temperatur von 34 bis 37 °C in die Badewanne einlaufen, und geben Sie so viel Jojobaöl dazu, bis das Verhältnis Wasser zu Öl von zehn zu eins erreicht ist. Wenn Sie also beispielsweise 30 Liter Wasser in Ihre Badewanne einlaufen lassen, geben Sie drei Liter Öl dazu.

▶ Bleiben Sie nicht länger als 15 Minuten in der Wanne (auch wenn es noch so angenehm ist). Trocknen Sie sich danach gut ab, und ruhen Sie sich anschließend noch ein wenig aus.

▶ Auf das abschließende Einreiben mit Jojobaöl können Sie in diesem Fall verzichten.

Jojobaduftöl

Duftöle, hübsch verpackt in kleinen Glasfläschchen, sind ideal zur fein dosierten Anwendung, denn der Duft entfaltet sich erst beim Öffnen der Flasche. So können Sie zu Hause und unterwegs immer wieder einmal an dem Duftöl riechen. Man kann die geöffnete Flasche auch im Wäscheschrank oder in Bad oder Toilette aufstellen.

▶ Füllen Sie fünf bis sechs Esslöffel Jojobaöl in eine kleine, dunkle und gut verschließbare Flasche.

▶ Geben Sie einige Tropfen ätherisches Öl dazu, verschließen Sie die Flasche und schütteln sie gut.

▶ Nun ist Ihr Duftöl fertig, und Sie können es in der Handtasche mitnehmen und sich unterwegs daran erfreuen oder es in Ihren Wohnräumen oder Schränken zur Beduftung aufstellen.

Einreibung

Einreibungen mit dem flüssigen Gold aus der Sonorawüste sollten am besten täglich auf Ihrem Pflegeprogramm stehen, denn seine überaus wohltuenden Wirkungen kann man der Haut nicht oft genug zuführen. Nach dem Baden und Duschen, nach dem Sport oder einfach hin und wieder zwischendurch zur Harmonisierung und Entspannung. Die Einreibung bietet Ihnen eine zeitsparende Alternative zur Massage mit Jojobaöl.

Da Jojobaöl sehr rasch einzieht und keinen Ölfilm auf der Haut hinterlässt, können Sie sich gleich nach dem Einreiben ankleiden und müssen sich wegen Flecken keine Sorgen machen.

▶ Geben Sie ein wenig Jojobaöl auf Ihre Hände, und verreiben Sie es kurz zwischen den Handflächen, damit es sich erwärmt.

▶ Setzen Sie sich in Ihrem gut beheizten Badezimmer bequem auf einen Stuhl oder einen Hocker.

Massagen vermitteln ein besseres Körpergefühl – sowohl zu Ihrem eigenen als auch zu dem desjenigen, den Sie mit Ihren Händen verwöhnen.

▶ Beginnen Sie die Einreibung am Hals, Nacken, Brustbein und Bauch; massieren Sie mit kräftigem Druck. Am Bauch verreiben Sie das Jojobaöl mit den Handflächen im Uhrzeigersinn kreisend.

▶ Anschließend kommen Arme, Hände, Beine und Füße an die Reihe, an denen Sie mit festem Druck auf- und abstreichen.

▶ Nach der Einreibung können Sie sich ankleiden und mit einem guten Gefühl in den Tag starten.

Wickel

Altbekannt aus der Volksmedizin und berühmt geworden durch Pfarrer Kneipp sind Großmutters Wickel. Außer mit Wasser, Heilerde, Milch, Quark oder Kartoffeln erzielen Sie auch mit Jojobaöl eine hervorragende Wirkung. Ein solcher Ölwickel eignet sich z. B. sehr gut zur Behandlung von entzündeter Haut und Ekzemen. Den nachfolgend beschriebenen Wickel können Sie an jedem Körperteil anlegen.

▶ Verwenden Sie stets nur Tücher aus natürlichen Materialien, wie etwa Baumwolle oder Leinen.

▶ Für den Wickel benötigen Sie insgesamt drei Tücher verschiedener Größe: ein kleines inneres Tuch, ein etwas größeres, das Sie darüber legen (beide am besten aus Baumwolle), und ein großes Tuch aus Wolle zum Zudecken.

▶ Nachdem Sie die drei Tücher bereitgelegt haben, erwärmen Sie zwei bis drei Esslöffel Jojobaöl auf etwa 37 °C und geben sie auf das innere Tuch.

▶ Dann legen Sie das Tuch mit der ölbestrichenen Seite auf den zu behandelnden Körperteil.

▶ Darüber kommt nun das mittlere Tuch, dass etwas größer als das innere Tuch sein sollte.

▶ Zum Abschluss legen Sie das äußere Tuch aus Wolle auf, beispielsweise einen Schal oder eine Wolldecke.

▶ Den Jojobaölwickel können Sie bis zu einer halben Stunde angelegt lassen; danach nehmen Sie ihn ab und ruhen noch ein wenig. Die Zubereitung anderer Jojobaanwendungen wie Cremes, Masken, Körperöle u. v. m. ist in den Kapiteln »Gesichtspflege mit Jojoba« und »Körperpflege mit Jojoba« (siehe Seite 44 bzw. 66) ausführlich beschrieben.

Einölen ist eine rituelle Handlung, die auch als Salbung und somit als geistige Übung verstanden wird. Diesen Grundgedanken sollte man bei der Hautpflege nicht vergessen. Umso wichtiger ist es, sich für diesen Vorgang ruhig etwas Zeit zu lassen, damit die Haut die nährenden Substanzen des Jojobaöls besser aufnehmen kann.

Jojobaölmassage

Massagen sind wie Vitamine für die Seele, denn sie geben die für das allgemeine Wohlbefinden so nötigen Streicheleinheiten, besänftigen den Geist und helfen, zur inneren Harmonie zurückzufinden. Eine Massage mit Jojobaöl löst Ängste, aufgestaute Aggressionen und verdrängte Emotionen auf und trägt dazu bei, diese abzubauen.

Auf körperlicher Ebene dient sie der Entspannung der Muskeln und der Linderung von Schmerzen. Sie verbessert die Durchblutung, entstaut und beseitigt Blockaden im freien Fluss von Blut und Lymphe. Ebenso wie beim Baden verbindet die Massage mit Jojobaöl zwei Dinge miteinander: die Pflege der Seele wie auch die der Haut. Aufgrund ihrer tief gehenden, entspannenden Wirkung ist eine Massage mit Jojobaöl auch ideal für den partnerschaftlichen Bereich geeignet, besonders in sexueller Hinsicht.

Durch einige Tropfen ätherischer Öle kann man Massageölen mit Jojoba ein besonderes Flair verleihen – geben Sie vier bis fünf Tropfen auf zwei Esslöffel Jojobaöl.

▶ Wählen Sie für die Massage einen gut gelüfteten, jedoch angenehm warm temperierten Raum. Als Liegefläche eignet sich am besten ein Tisch (wenn Sie haben, ein Massagetisch) oder auch eine kuschlige Decke auf dem Fußboden. Betten sind meist zu weich zum Massieren.

▶ Geben Sie zwei Esslöffel Jojobaöl auf die Handflächen, verreiben es und verteilen das auf diese Weise erwärmte Öl auf der Haut.

▶ Lockern Sie Ihre Hände, und beginnen Sie mit kleinen kreisenden Bewegungen zu massieren. Nach einer Weile, wenn Sie merken, dass sich die ersten Verspannungen gelöst haben, können Sie den Druck Ihrer Hände verstärken und sich auch tiefer vorarbeiten.

▶ Die Reihenfolge, in der Sie die einzelnen Körperteile massieren, unterliegt im Grunde keinen Vorschriften. Generell empfiehlt es sich jedoch, die Massage oben am Nacken und an den Schultern zu beginnen und sich dann am Rücken hinunter zum Po zu bewegen. Anschließend folgen die Arme und dann die Beine.

▶ Nach 15 bis 20 Minuten beenden Sie die Massage und streichen zum Abschluss noch einmal sanft von den Schultern hinab zu den Füßen über die Haut, um die Energien »auszustreichen«.

Massage ist eine gegenseitige Erfahrung. Sie findet in einer Situation statt, in der eine Person nur gibt und die andere nur empfängt. Als Liebespartner sollten Sie sich gerade bei der Massage im Nehmen und Geben abwechseln und so Ihre Gefühle über die Hände aufeinander übertragen.

Berührung ist körperlicher Ausdruck von Gefühlen und Kommunikation zwischen zwei Menschen, da Berühren immer zugleich Berührtwerden bedeutet. Im Hautkontakt werden Grenzen aufgegeben, deshalb ist viel Behutsamkeit verlangt.

Jojoba und andere Öle

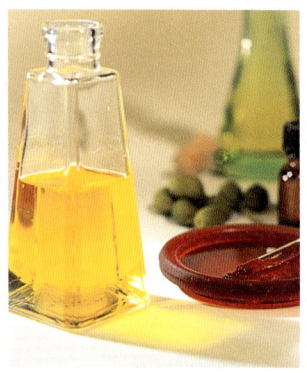

Jojobaöl – die Basis für zahlreiche Körperpflegeprodukte.

Jojobaöl eignet sich ideal zum Mischen mit anderen Ölen, egal ob es sich dabei um fette Öle oder um ätherische Aromaöle handelt. Wenn man die wichtigsten Aromaöle sowie deren Wirkungen kennt, kann man sich je nach Bedarf eine passende Mischung auf der Basis des flüssigen Goldes zusammenstellen.

Träger von Duft und Wohlbefinden

Den Anwendern von ätherischen Ölen ist das flüssige Pflanzenwachs als Trägeröl für ihre duftenden Zubereitungen schon länger bekannt. Doch die wenigsten wissen wahrscheinlich, dass dem Öl der Jojobanüsse der erste Platz unter allen anderen pflanzlichen Trägerölen gebührt. Trägeröle dienen dazu, unverdünnte ätherische Öle und Ölmischungen aufzulösen und zu verdünnen. Sie bilden die Ausgangsbasis für ölhaltige Zubereitungen zur Körper- und Haarpflege, für Massagen und andere Anwendungen. Oftmals verfügen die Trägeröle auch selbst über heilkräftige Wirkungen, die jene der darin verdünnten ätherischen Öle noch verstärken können (siehe Seite 92ff.).

Spitzenreiter Jojobaöl

Unter allen anderen pflanzlichen Substanzen ist dem Jojobaöl als Träger für ätherische Öle zweifellos der Vorzug zu geben. Denn Pflanzenöle – ob Avocado- oder Weizenkeimöl – sind nur begrenzt haltbar. Durch Licht, Luft oder Wärme oxidieren sie, zersetzen sich und werden ranzig – erkennbar an einem intensiv stechenden Geruch. Deshalb müssen alle Trägeröle stets in fest verschlossenen Flaschen aus dunklem Glas an einem kühlen Ort aufbewahrt und bald verbraucht werden. Nach spätestens einem halben Jahr sind die meisten nicht mehr brauchbar. Dies gilt auch für bereits fertige Zubereitungen mit

Was Sie außer Jojobaöl zur Herstellung der genannten Zubereitungen benötigen, erhalten Sie vorwiegend in Apotheken, Reformhäusern und Drogerien sowie beim Lebensmittelhändler. Bei speziellen und seltenen Zutaten finden Sie einen gesonderten Vermerk, wo diese erhältlich sind.

Trägerölen. Deshalb sollte man Kosmetikprodukte auf Naturbasis immer im Kühlschrank aufbewahren und schnell aufbrauchen. Für viele Rezepturen zur Pflege von Haut und Haaren sowie für heilkräftige Zwecke ergeben sich daraus allerdings Nachteile, denn oftmals benötigt man nur wenig von der betreffenden Zubereitung und möchte sie längere Zeit aufbewahren.

Ein weiterer Nachteil so mancher Trägeröle ist, dass sie zum Teil durch einen hohen Gehalt an schädlichen Chemikalien belastet sind, allen voran Insektenvernichtungs- und Düngemittel. Andere wiederum wie Kokosbutter, Kokosnuss- oder Palmöl werden bei Zimmertemperatur fest und müssen vor der Benutzung erst im Wasserbad erwärmt werden. All die genannten Probleme treten bei Jojobaöl nicht auf: Es wird nicht ranzig und kann bei Zimmertemperatur aufbewahrt werden, es ist von großer Reinheit und unbelastet von Pestiziden und anderen Schadstoffen. Darüber hinaus ist es bei Zimmertemperatur flüssig und leidet nicht bei Erhitzung. Deshalb verwendet die Kosmetikindustrie das Öl des Wüstenstrauchs für Mischungen, die lange haltbar sein sollen. Außer Jojobaöl gibt es noch andere pflanzliche Öle, die als Basisöle für Kosmetik verwendet werden können.

Avocadoöl

Ursprünglich aus Brasilien stammend, findet sich die Avocado heute auf Plantagen vor allem in Israel, Kalifornien und Mexiko. Das dickflüssige Avocadoöl wird aus dem Fruchtfleisch der Avocado gewonnen. Sein hoher Gehalt an Vitaminen (vor allem Vitamin A, B und E), Fettsäuren, Lezithin, Histidin und Chlorophyll machen es zu einer wertvollen Trägersubstanz, besonders für trockene, empfindliche und spröde Haut. Es zieht schnell in die Haut ein und lässt sich leicht verteilen. Allergische Reaktionen treten bei der Verwendung dieses Trägeröls so gut wie nie auf.

Die in der Avocado enthaltenen Fette und Öle sowie ihr Gehalt an Vitaminen und Mineralstoffen machen sie zu einem idealen Pflegemittel zur äußerlichen Anwendung.

Haselnussöl

In der Kombination mit Jojoba eignet sich dieses Öl mit seinem feinen nussigen Duft besonders für Zubereitungen zur Pflege trockener und stark beanspruchter Haut.

Zur Herstellung von Johanniskrautöl legt man die frischen Blüten und Blätter in hochwertige pflanzliche Öle ein – neben Oliven- und Mandelöl auch in Jojobaöl.

Johanniskrautöl

Das Johanniskraut ist in Mitteleuropa weit verbreitet. Sein Öl, ein Auszug aus den Blättern der Pflanze, enthält Gerbstoffe und Phytosterine. Es findet vor allem bei empfindlicher Haut Verwendung, da es heilend wirkt und die Haut weich und geschmeidig macht. Bei seiner Anwendung ist jedoch zu berücksichtigen, dass es die Empfindlichkeit der Haut gegenüber UV-Strahlen erhöht. Deshalb ist bei längerem Aufenthalt in der Sonne mit Zubereitungen aus Johanniskrautöl auf der Haut Vorsicht geboten. Als Grundregel gilt generell: Meiden Sie nach dem Auftragen von Johanniskrautöl für vier Stunden jegliche Sonneneinstrahlung.

Mandelöl

Der Mandelbaum hat seine Heimat im Punschab und in Kaschmir. Heute kommt er auch häufig in europäischen Gebieten vor. Das Mandelöl wird aus den reifen Samen der Mandeln durch Pressung gewonnen. Das fast farblose Öl enthält reichlich Eiweiß, einige Enzyme, Vitamin A, B und E sowie wertvolle Spurenelemente und Mineralsalze, die vor allem empfindliche, trockene und spröde Haut sanft nähren und pflegen.

Das aus den gelben Blüten der Pflanze gewonnene Nachtkerzenöl wird nicht nur in der Körperpflege, sondern vor allem auch bei der Behandlung von Hauterkrankungen, Herz- und Kreislaufproblemen und Störungen im Magen-Darm-Bereich erfolgreich eingesetzt.

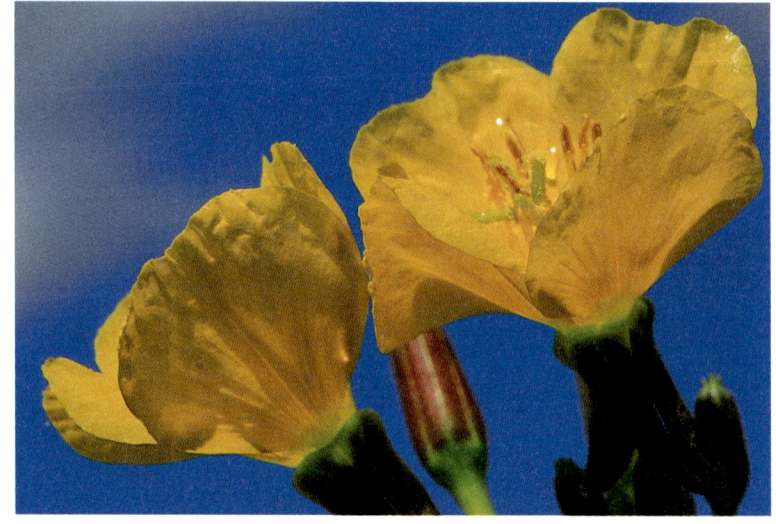

Nachtkerzenöl

Dieses fette Öl gewinnt man aus den Samen der gelbblühenden Nacht-kerze. Erst kürzlich entdeckte man seinen hohen Anteil an Gamma-Linolensäure, einem wichtigen Stoff für den Organismus. Das machte das Nachtkerzenöl von einem Tag auf den anderen zu einer begehrten Zutat für natürliche Pflegeprodukte. Da dieses Trägeröl sehr teuer ist, sollte man es besser für Gesichts- statt für Köperöle verwenden.

Olivenöl

Neben Jojobaöl ist es das beste aller Trägeröle. Dieser seit der Antike begehrte und geschätzte Rohstoff wird durch die Pressung von Oliven gewonnen. Olivenöl wirkt desinfizierend und wundheilend und ist deshalb gut als Basisöl für Zubereitungen zur Pflege entzündeter und wunder Hautpartien geeignet. Zudem pflegt und regeneriert es die Haut. Olivenöl ist in vielen verschiedenen Güte- und damit auch Preisklassen erhältlich. Als Trägeröl sollten Sie nur absolut hochwerti-ges, kaltgepresstes Olivenöl, am besten Olio vergine extra, verwenden. In der Kosmetikindustrie dient Olivenöl auch als Trägersubstanz zur Herstellung von Cremes, denen es mehr Geschmeidigkeit verleiht.

Weizenkeimöl

Hierbei handelt es sich um ein dünnflüssiges, goldgelbes bis orange-rotes Öl, das aus Weizenkeimen durch Kaltpressung oder Extraktion gewonnen wird. Weizenkeimöl enthält hochwertiges Pflanzenlezi-thin, ungesättigte Fettsäuren, Provitamin A sowie Vitamin D, E und Karotin. Es wirkt regenerierend und aufbauend auf die Haut. Da Wei-zenkeimöl einen relativ starken Eigengeruch hat, sollten Sie es nur in geringen Mengen als Trägeröl verwenden.

Die Kombination macht's

In vielen Fällen lassen sich die positiven Wirkungen, die jedes Öl für sich allein besitzt, durch die Kombination mit einem anderen zusätz-lich verstärken und ergänzen. Man spricht auch von Synergie, wenn

Bewahren Sie Nachtker-zenöl stets im Kühlschrank auf, denn es enthält viele ungesättigte Fettsäuren und wird daher noch schneller ranzig als andere Öle.

die Gesamtwirkung durch das Zusammenspiel verschiedener Faktoren größer ist als die Summe der Wirkung der Einzelkomponenten. Durch die gute Mischbarkeit und Verträglichkeit von Jojobaöl ergeben sich nahezu unbegrenzte Möglichkeiten zur Herstellung qualitativ hochwertiger und dabei einfach herzustellender Pflegemittel für jeden Haut- und Haartyp.

Es finden sich zwar stets neue Fertigprodukte auf dem unüberschaubaren Markt ein, doch selbst gemischte Zubereitungen wirken einfach besser und sind zudem individuell auf die jeweiligen Bedürfnisse zugeschnitten. Und nicht zuletzt macht das Ausprobieren und Mixen auch noch Spaß. Man weiß dabei, ganz im Gegenteil zu herkömmlichen Pflegemitteln, um die Zusammensetzung der Kosmetik.

Die Kunst des Mischens

Die Kunst des Mischens beginnt mit der Auswahl jener Öle, die sich gegenseitig abrunden und vervollkommnen. Denn viele Öle, ob fette oder ätherische, entfalten erst im Zusammenspiel mit anderen ihre volle Wirkung.

Ätherische Öle sind in vieler Hinsicht verschieden von fetten Ölen. Zum einen sind sie in höchstem Maß flüchtige Substanzen: Sobald sie in Kontakt mit der Luft kommen, beginnen sie zu verdunsten und hinterlassen keinen Fettfleck. Außerdem haben sie einen anderen chemischen Aufbau als fette Öle. In ihrer Konsistenz dem Wasser sehr ähnlich, bestehen sie aus Alkohol, Estern, Ketonen, Phenolen, Aldehyd und Terpenen. Ätherische Öle sind meist farblos und hell und in Alkohol, Äther, Fetten, Honig und in anderen Ölen sowie teilweise auch in Wasser löslich.

Das Mischen von Jojobaöl mit anderen Ölen erfordert ein ausgewogenes Verhältnis zwischen praktischem Wissen und Phantasie. Alle Pflanzenöle unterscheiden sich in ihrer Wirkungsweise, so dass die gezielte Auswahl den gewünschten, zum Teil auch heilkräftigen Effekt hervorbringen kann.

Die nachstehende Tabelle zeigt Eigenschaften und Wirkungen einiger ausgewählter pflanzlicher Öle.

Fertige Kosmetikprodukte sind nicht immer ungefährlich. Sie dürfen zwar im Gegensatz zu Medikamenten keine verschreibungspflichtigen Arzneistoffe enthalten, ihre Bestandteile benötigen aber weder eine Zulassung bei Gesundheitsbehörden noch eine wissenschaftliche Bestätigung ihrer Wirksamkeit bzw. möglicher Schädlichkeit.

Pflanzenöle und ihre Wirkungen

Trägeröl	Eigenschaften	Anwendungsgebiete
Avocadoöl	Vitaminreich, zieht schnell ein	Für spröde und trockene Haut
Distelöl	Geruchsneutral, sehr hautpflegend	Für jeden Hauttyp geeignet
Macadamiaöl	Verleiht der Haut weichen, seidigen Glanz	Für jeden Hauttyp geeignet
Süßes Mandelöl	Hautfreundlich	Zur Babypflege und für allergisch reagierende Haut
Olivenöl	Antirheumatisch, nährt die Muskulatur	Gegen Gelenkschmerzen
Senföl	Erwärmend, lockert die Muskulatur	Stärkt Sehnen und Bänder
Sesamöl	Stoffwechsel-anregend, erwärmend	Zur Vorbeugung gegen Thrombose
Sonnenblumenöl	Leicht erwärmend, nervenkräftigend	Zur Haut- und Haarpflege und als Massageöl
Weizenkeimöl	Zellaufbauend, wundheilend	Für trockene, schuppige Haut sowie bei allergischer Reaktion

Grundregeln beim Mischen

▶ Kombinieren Sie nicht mehr als drei bis vier verschiedene Öle.

▶ Kombinieren Sie keine ätherischen Öle mit gegensätzlicher Wirkung – z. B. beruhigend plus anregend.

▶ Füllen Sie die abgemessene Menge des Öls in ein dunkles Glasfläschchen mit Schraubdeckel (aus Apotheken und Laborbedarfsläden) – so vermeidet man Verluste beim Mischen. Falls Sie kein solches Fläschchen haben, genügt auch ein Porzellan- oder Glasschüsselchen.

▶ Tropfen Sie die gewünschte Menge des ätherischen oder anderen pflanzlichen Öls hinzu, schließen die Flasche und schütteln sie gut.

Die Geruchsnerven sind »unbestechlich«, weil sie nicht nur sehr empfindlich sind, sondern auch keiner rationalen Beeinflussung unterliegen, also nicht bewusst gesteuert werden können. Dies ist auch der Grund, warum mit einer bestimmten Geruchs-wahrnehmung Eindrücke, meist als Erinnerung, verbunden werden und daraus spontane Gefühle entstehen.

▶ Falls Sie nicht nach einem bereits vorliegenden Rezept vorgehen, hier einige Dosierungsempfehlungen:

Für Massage- und Gesichtsöle: 20 bis 25 Tropfen Öl (oder Ölmischung) auf 100 Milliliter Jojobaöl

Für Teilmassage eines Körperteils: 35 Tropfen Öl (oder Ölmischung) auf 100 Milliliter Jojobaöl

Für Badeöle: 20 Tropfen Öl (oder Ölmischung) auf 60 Milliliter Jojobaöl

Für Haaröle: 50 Tropfen Öl (oder Ölmischung) auf 70 Milliliter Jojobaöl

▶ Beschriften Sie die Gefäße, in denen Sie Ihre Mixturen aufbewahren, stets mit Namen des Öls, Datum und Verwendungszweck.

Es gibt viele Regeln zum Mischen eines Öls. Aber nur Sie allein sind in der Lage zu bestimmen, welche Ingredienzen der Cremetopf enthalten soll. Sie können die Öle je nach momentanem Bedarf Ihrer Haut ergänzen und variieren.

Unmittelbare Wirkung von ätherischen Ölen

Ätherische Öle wirken auf dem Weg der Verbindung zwischen den Riechnerven und dem limbischen System in direkter Weise auf unser Gefühlsleben ein. Das limbische System ist jener Teil im menschlichen Gehirn, der emotionale Reaktionen als Antwort auf bestimmte Umweltsituationen steuert. So lassen sich durch Duftstoffe Wirkungen im seelischen Bereich erzielen, von Entspannung über Motivation bis zu sexueller Stimulierung. In Kombination mit fetten Ölen dringen ätherische Öle tief in den Körper ein und entfalten dort ihre Wirkung.

Gewinnung von ätherischen Ölen

Zur Herstellung von Aromaessenzen bedient man sich verschiedener Verfahren. Die heutzutage gebräuchlichste, weil einfachste und ertragreichste Methode ist die Destillation mit Wasserdampf. Weitere geläufige Verfahren sind die Extraktion (das Herauslösen eines Stoffs) und die Mazeration (das Aufweichen pflanzlichen Materials). Die Expression, das Ausdrücken, beschränkt sich auf die Gewinnung ätherischer Öle aus Zitrusfrüchten. Die aufwändigste Gewinnungsprozedur stellt die Enfleurage dar; sie wird heute nur noch im französischen Grasse, der Pilgerstätte für Parfümkenner, praktiziert.

Tipps zur Herstellung

Über das Selbermachen von Kosmetikprodukten auf Naturbasis gibt es umfassende Literatur. Ein kleiner Überblick fasst einige generelle Empfehlungen zur Zubereitung hauseigener Schönheitsmittel zusammen.

▶ Verwenden Sie nur hochwertige und naturbelassene Zutaten; das gilt insbesondere für Bienenhonig und andere Lebensmittel.

▶ Obwohl Jojobaöl sehr lange haltbar ist und es keiner besonderen Vorkehrung bei seiner Aufbewahrung bedarf, sollten Sie alle genannten Zubereitungen kühl aufbewahren und bald aufbrauchen, denn die Zutaten der Rezepte haben nicht die gleiche gute Haltbarkeit wie Jojobaöl.

▶ An Handwerkszeug sollten Sie grundsätzlich griffbereit haben: Kochtöpfe, Sieb, Thermometer, Messbecher und Briefwaage, Schneebesen oder elektrisches Handrührgerät, Tee- und Esslöffel sowie verschließbare Döschen und Fläschchen aus Porzellan oder Glas.

▶ Falls etwas von der Mischung übrig bleibt, bewahren Sie den Rest bei Zimmertemperatur auf – flüssige Zubereitungen am besten in kleinen Glasfläschchen, dickflüssige und streichfähige (Cremes, Lotionen und Masken) in zuvor gereinigten Porzellan- oder Glasdöschen.

Lassen Sie nur das Beste an Haut und Haare

Vor allem bei der Zubereitung von pflegenden Rezepturen sollten Sie darauf achten, dass Sie hochwertiges Jojobaöl verarbeiten, d. h. garantiert zu 100 Prozent naturreines und kaltgepresstes Öl. Darüber hinaus sollte es sich bei Ihrem Jojobaöl um eine Erstpressung handeln, da diese eine wesentlich bessere Qualität gegenüber den späteren Pressungen aufweist. Zwar um einiges billiger, doch absolut tabu sind die kostengünstigen Verschnitte von Jojoba mit anderen Ölen, welche sich in ihren Eigenschaften erheblich vom naturreinen Jojobaöl unterscheiden. Auch künstlich hergestellte Jojobaöle, so genannte Oleylerucate, sollten Sie zu Pflege- und Heilzwecken nicht verwenden.

Die Zahl der seit Erforschung der Jojobapflanze mit ihrem Öl hergestellten Produkte steigt ständig, so dass eine Auflistung nur unvollständig sein kann.

Fertigprodukte auf Jojobaölbasis sind: Aftershave, Badezusatz, Gesichtsmaske, Haarfestiger, Haaröl, Haarshampoo, Haarspray, Handcreme, Körperöl, Sonnenschutzmittel, Lippenstift, Make-up, Massageöl, Nagelpflegestift, Nähr- und Feuchtigkeitscreme, Pomade, Rasiercreme, Reinigungslotion, Seife, Trägeröl

Die eigene Herstellung von Pflege- und Schönheitsmitteln ist zwar zeitaufwändiger als der Gang in die Drogerie, aber letztlich ist die Kreation eines eigenen Dufts individueller und dauerhafter.

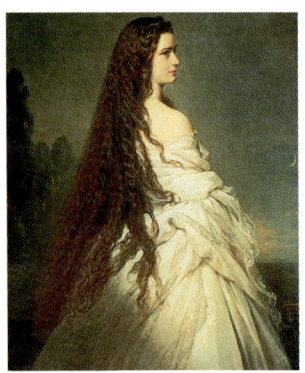

Bereits Kaiserin Elisabeth von Österreich nutzte Jojoba für ihre Schönheitspflege.

Schönheitsmittel aus hauseigener Produktion sind die ideale Pflege. Da die Beschaffenheit der Haut wie kaum ein anderes Organ oft beträchtliche individuelle Unterschiede aufweist, kann man durch die eigene Herstellung von Pflegeprodukten am besten das Passende für sich finden.

Gesichtspflege mit Jojoba

Eine makellose und jugendliche Haut gilt seit alters als Schönheitsideal. Deshalb gehörten die Verzögerung der Hautalterung und die Beseitigung von Hautunreinheiten schon immer zu den wichtigsten Zielen der Kosmetik. Dabei geht es einerseits um die Vorbeugung, andererseits um die Reparatur von Schäden unserer persönlichsten Visitenkarte unseres Gesichts. Zu synthetischen Pflegeprodukten stellen Rezepte auf Naturbasis ebenso eine reinigende wie wohltuende Alternative dar. Jojobaöl trägt zur Pflege von außen genauso wie zur Schönheitspflege von innen bei. Zwar lassen sich Falten nicht mehr wegzaubern, aber durch eine ausgeglichene Lebensweise, durch eine gesunde und ausgewogene Ernährung sowie durch eine schonende Pflege kann man seiner Haut ein besseres Aussehen geben und ihre jugendliche Spannkraft und Frische länger erhalten.

Welchen Hauttyp haben Sie?

Ihre Schönheitspflege sollten Sie auf Ihren Hauttyp abstimmen. Denn je nachdem ob Ihre Haut trocken oder fettig ist, benötigt sie unterschiedliche Pflegeprodukte. Eine exakte Zuordnung zu einem bestimmten Hauttyp ist natürlich nur selten möglich, da Menschen mit einer trockenen Haut häufig auch Probleme mit Rötungen und erweiterten Äderchen haben – den klassischen Anzeichen für empfindlichen Haut. Zudem verändert sich die Hautbeschaffenheit im Lauf des Lebens. Wer etwa in jungen Jahren eine fettige Haut hatte, kann später eine überaus empfindliche Haut haben; genauso wie jemand, der stets mit zu trockener Haut zu kämpfen hatte, durch den reichlichen Genuss fetthaltiger Nahrungsmittel eine unreine Haut bekommen kann. Aus diesem Grund dient der folgende Test nur zu Ihrer Orientierung und bietet Ihnen einen Anhaltspunkt bei der Auswahl Ihrer Rezepturen mit Jojobaöl zur Gesichtspflege. Alles, was Sie dazu benötigen, sind ein frisches Handtuch, ein Papiertüchlein und zwei Stunden Zeit:

▶ Reinigen Sie Ihr Gesicht zunächst mit warmem Wasser, und trocknen Sie es mit dem Handtuch ab.

▶ Anschließend lassen Sie Ihre Gesichtshaut über zwei Stunden unbehandelt, tragen also keine Cremes oder Make-up auf. Während dieser Zeit verlassen Sie am besten nicht das Haus, damit der Hauttest nicht durch Umwelteinflüsse wie Ruß, Staub oder Zugluft verfälscht wird.

▶ Nach Ablauf der zwei Stunden legen Sie das Papiertüchlein für eine Minute auf Ihr Gesicht, und zwar so, dass dieses vollkommen bedeckt ist. Jetzt geht es an die Auswertung: Aus Lokalisation und Intensität der Fettabdrücke Ihrer Haut, die auf dem Papiertuch zu sehen sind, können Sie auf Ihren Hauttyp schließen.

Testauswertung

▶ **Fette Haut:** deutliche Abdrücke von allen Gesichtspartien
▶ **Mischhaut:** die Abdrücke von Kinn, Stirn und Nase sind deutlicher als jene von den Wangen
▶ **Normale Haut:** leichte Abdrücke von Stirn und Nase
▶ **Trockene Haut:** keine Abdrücke
▶ **Empfindliche Haut:** Hautschüppchen

Die verschiedenen Hauttypen

Die unterschiedlichen Hauttypen können an charakteristischen Merkmalen erkannt werden. Man differenziert nach ihrer Beschaffenheit insgesamt sechs verschiedene Hauttypen.

Normale Haut

Dieser Hauttyp findet sich vor allem bei den Jüngeren unter uns, meist im Anschluss an die Pubertät. Die Talg- und Schweißdrüsen arbeiten ausgeglichen, nur an Nase und Kinn finden sich manchmal einige

In vielen Büchern zur Schönheitspflege sind die Zubereitungen nach den einzelnen Hauttypen unterteilt. Die Absicht dieser Gliederung ist es, Ihnen die Möglichkeit zu geben, schnell und ohne langes Blättern zu einem Rezept für eine ganz spezielle Anwendung zu finden, z. B. eine reinigende Maske oder eine erfrischende Creme. Bei den einzelnen Rezepten ist jeweils angegeben, für welchen Hauttyp es sich besonders eignet.

Mitesser. Daher sind die Hautporen sehr klein, fast nicht sichtbar. Feuchtigkeitsgehalt und Spannkraft der normalen Haut sind ausgewogen, und die Haut fühlt sich prall und straff an. Auch über Blässe haben Menschen mit normaler Haut kaum zu klagen: Die Wangen sind gut durchblutet, leicht rosig und ohne erweiterte Äderchen.

Während der Periode oder zur Zeit des Eisprungs entwickeln sich ab und an im unteren Drittel des Gesichts einige Pickel. Dies ist jedoch eine normale hormonbedingte Erscheinung, die nur von begrenzter Dauer ist und keiner speziellen Pflegezuwendung bedarf.

Trockene Haut

Unsere Lebensumstände – der Aufenthalt in zentralgeheizten Räumen, womöglich sogar Räumen mit Klimaanlage und Fußbodenheizung, sowie das Arbeiten am Computer – leisten dem Entstehen trockener Haut Vorschub und machen sie zum häufigsten Hauttyp. Bei trockener Haut ist die Talgdrüsenfunktion und oft auch die Produktion der Schweißdrüsen vermindert. Die Folge: Sie ist spröde und rau, sieht fahl und ein wenig pergamentartig aus. Dieser Hauttyp erfordert deshalb eine besonders intensive Pflege. Er benötigt meist eine Nachtcreme als Tagescreme, denn Nachtcremes sind immer Regenerationscremes und somit fettreicher als Tagescremes. Trockene Haut braucht zusätzlich viel Feuchtigkeit, worauf Sie bei der Zusammenstellung Ihres täglichen Pflegeprogramms achten sollten.

Fettige Haut

Charakteristisch für fettige Haut ist die übermäßige Talgdrüsenproduktion sowie die schnellere Neubildung von Hornzellen. Infolgedessen ist die Haut großporig, hat viele Mitesser und neigt zu Pusteln und Entzündungen. Sie verliert viel Feuchtigkeit, was an den sich bildenden Schüppchen zu erkennen ist, die sich auf der Hautoberfläche bilden. Darüber hinaus kann fettige Haut sehr empfindlich sein und unter Umständen auch allergisch reagieren; sie benötigt deshalb eine sehr sorgfältige und schonende Pflege.

> Falls Sie viel am Computer arbeiten, sollten Sie unbedingt auch tagsüber eine Augencreme verwenden und sich darüber hinaus – falls Sie nicht gerade eine fette Haut besitzen – mehrmals täglich eincremen.

Dazu gehört auch eine bewusste Ernährung, denn fett- und zuckerhaltige Nahrungsmittel wie Schweinefleisch und -schmalz, Süßigkeiten und Kartoffelchips sind der Entwicklung von Hautunreinheiten sehr förderlich. Sie müssen ja nicht vollständig auf Salamisemmeln, Essiggurken oder Schokoriegel verzichten, sondern nur den Verzehr so weit es geht einschränken. Denn sie sind Ihrem Hautbild gar nicht zuträglich. Dasselbe gilt für übermäßig scharfe Gewürze. Auch ein Mangel an Vitaminen, Mineralien und Spurenelementen kann die Entstehung von Pickeln, Mitessern etc. begünstigen; deshalb sollte man auf eine Ernährung achten, die reich an Vitaminen, Mineralstoffen und Spurenelementen ist.

Mischhaut

Als Mischhaut bezeichnet man Haut, die typischerweise in der T-Zone, also an Stirn, Nase und Kinnpartie, fettig und großporig ist und dort auch häufig Mitesser oder Pusteln entwickelt. An der Wangenpartie hingegen ist die Mischhaut im Allgemeinen eher trocken und spröde; sie kann auch von kleinen erweiterten Äderchen durchzogen sein (Couperose).

Reifere Haut

Ab dem 25. Lebensjahr beginnt die Haut zu altern, und der Abbau des Bindegewebes setzt ein. Wie schnell und intensiv dieser Prozess erfolgt, ist abhängig von der jeweiligen individuellen Veranlagung sowie von äußeren Einflüssen. Außerdem altert die Haut nicht gleichmäßig, sondern in periodischen Rhythmen. Etwa ab dem 50. Lebensjahr verändert sich die Hautoberfläche bedingt durch die Verlangsamung des Energie- und Stoffwechselprozesses in der Haut: Sie wird trockener, spröder und rauer, es bilden sich Runzeln, Falten und Altersflecken, so genannte Hyperpigmentationen. Die Haut löst sich nun leichter ab, und Hautfalten glätten sich nur langsam. Die Oberhaut (Epidermis) wird je nach Körperregion unterschiedlich, jedoch ebenfalls mit zunehmendem Alter, dünner.

Wer empfindliche Haut hat, sollte auch beim Wäschekauf auf Artikel mit Kunstfasern verzichten und am besten ein Waschmittel wählen, das im Warentest besonders auf allergene Substanzen untersucht und für empfindliche Haut als unbedenklich eingestuft wurde.

Empfindliche Haut

Dieser Hauttyp ist an kein Alter gebunden, er tritt bei jungen Menschen ebenso auf wie bei älteren. Empfindliche Haut wirkt meistens sehr dünn und neigt an den Wangenknochen zu erweiterten Äderchen. Sie reagiert auf Reizung besonders schnell und lang anhaltend mit Rötungen, Schwellungen und manchmal auch mit Brennen und Juckreiz. Ein verstärktes Erröten kann durch Genussmittel wie Kaffee, schwarzen Tee oder Alkohol auftreten. Aber auch heißes Essen und Stimmungsschwankungen wie Ärger, Aufregung und Freude sind oft Auslöser für rote Bäckchen. Auch Überreaktionen auf Kosmetika treten bei empfindlicher Haut leichter als bei anderen Hauttypen auf.

Der Sicherheit halber

Sollte Ihre Haut zu allergischen Reaktionen neigen, machen Sie, bevor Sie eines der nachfolgenden Rezepte regelmäßig bei sich anwenden, am besten einen Test auf Verträglichkeit: Dazu tragen Sie das fertige Produkt in der Armbeuge auf und lassen es über Nacht einwirken. Stellen Sie am nächsten Morgen keine Irritationen auf der Haut fest, können Sie die Rezeptur verwenden. Achten Sie darauf, dass nichts von den Pflegeprodukten in Ihre Augen gelangt – falls dies doch einmal passieren sollte, spülen Sie die Augen mit warmem Wasser aus.

Reinigung

Reinigende Ölmischung

Die folgende Mischung eignet sich besonders für die Reinigung von normaler Haut sowie Mischhaut.

Zutaten: 10 ml Sojaöl • 10 ml Rizinusöl • 20 ml Mandelöl
30 ml Jojobaöl

Zubereitung: Alle Zutaten in eine Schüssel geben, verrühren und die Ölmischung in eine Flasche füllen. Massieren Sie die Ölmischung sanft auf Gesicht, Hals und Dekolletee ein, und entfernen Sie sie anschließend mit warmem Wasser.

Rezepturen zur Reinigung der Haut dienen dazu, sie gründlich, aber schonend von Staub- und Schmutzpartikeln sowie Kosmetikresten zu befreien. Diesem Anspruch werden die folgenden Rezepte zur Reinigung des Gesichts auf der Basis von Jojobaöl vollauf gerecht. Nach der Reinigung mit den genannten Zubereitungen waschen Sie Ihr Gesicht jeweils mit viel lauwarmem Wasser sorgfältig ab.

Kamillenreinigung

Ein einfaches und schnell herzustellendes Rezept für eine milde Reinigungslotion, die sich für alle Hauttypen eignet.

Zutaten: 30 g Kamillenblüten • 130 ml Jojobaöl

Zubereitung: Kamillenblüten zwischen den Fingern zerreiben und sie im Anschluss daran mit dem Jojobaöl übergießen. Im Wasserbad für 1 Stunde erhitzen, wieder erkalten lassen und durch ein Sieb abgießen. Einen Wattebausch mit der Kamillenreinigung tränken und damit das Gesicht reinigen.

Molke-Jojoba-Milch

Molke wirkt sowohl desinfizierend als auch hautklärend und erobert sich nicht nur aus diesen Gründen mehr und mehr einen festen Platz in der Naturkosmetik. In Verbindung mit den vorzüglichen Pflegeeigenschaften des Jojobaöls ergibt sich eine gründlich säubernde und dabei sanft pflegende Reinigungsmilch für jeden Hauttyp.

Zutaten: 1/4 l Molke • 60 g Hafermehl • 20 ml Jojobaöl
20 g Mandelkleie

Zubereitung: Molke mit dem Hafermehl verrühren (bitte frei von Klümpchen), das Jojobaöl beimengen und zum Abschluss die Mandelkleie dazugeben. Alles gut verrühren und in ein Döschen mit Deckel abfüllen.

Rosenreinigungscreme k. & k.

Ein Rezept für eine Reinigungscreme, die ihren festen Platz auf dem Toilettentisch der österreichischen Kaiserin Elisabeth hatte. Sie eignet sich vor allem für trockene und empfindliche Haut sowie zur Reinigung der sensiblen Augenpartien.

Zutaten: 25 ml Jojobaöl • 10 g Glyzerin • 25 g Lanolin
30 g Kakaobutter • 100 ml destilliertes Wasser • 20 g Rosenwasser

Zubereitung: Jojobaöl, Glyzerin, Lanolin und Kakaobutter im Wasserbad schmelzen, destilliertes Wasser (leicht erwärmt) und zum Abschluss das Rosenwasser hinzugeben. Bis zum völligen Erkalten weiter rühren und die Mischung in eine Glasflasche (wenn nötig, mehrere Flaschen) abfüllen.

Die Rizinuspflanze wächst in Indien, am Mittelmeer, in Südafrika, den USA und Mexiko. Durch Pressung wird das gelbliche, dickflüssige Rizinusöl gewonnen. Das reine Öl ist wichtiger Bestandteil von Lippenstiften und Lipgloss, denen es Haftung und hohen Glanz nach dem Auftragen gibt. In Haarwässern und Brillantinen findet Rizinusöl häufig Verwendung als Glanzmittel.

Lanolin, auch als Wollwachs oder Wollfett bezeichnet, ist eine dickflüssige, gelbbraune, stark klebende Masse, die durch mehrfache Waschprozesse aus dem Fett der Schafwolle gewonnen wird. Wollwachs ist mit vielen kosmetischen Grundstoffen mischbar und lässt sich leicht auf der Haut verteilen. Da Lanolin ebenso wie auch Jojobaöl dem menschlichen Hauttalg sehr ähnelt, ist es gut verträglich und dient vielen Cremes als Grundlage.

Avocadoreinigung

War Ihre Haut den ganzen Tag über besonders aggressiven Umweltreizen wie Autoabgasen in der Stadt oder Zigarren- und Zigarettenrauch ausgesetzt, sollten Sie ihr vor dem Zubettgehen diese Spezialreinigung mit Tiefenwirkung gönnen. Damit reinigen Sie Ihre Haut nicht nur von Schmutz und Staub, sondern führen ihr zugleich auch eine Menge guter Dinge zu. Denn Avocado- und Weizenkeimöl enthalten viele wertvolle Wirkstoffe, vor allem Vitamin E, das besonders bei trockener und empfindlicher Haut sehr zu empfehlen ist. Auf diese Weise können Sie den Regenerationsprozess Ihrer Haut während der Nachtstunden optimal unterstützen.

Zutaten: 5 ml Mandelöl • 20 ml Avocadoöl • 10 ml Weizenkeimöl 30 ml Jojobaöl • 3 Tropfen Geraniumöl

Zubereitung: Alle Öle bis auf das Geraniumöl in eine Schüssel geben und verrühren. Geraniumöl dazugeben und das Ganze in eine Flasche abfüllen. Abends etwas Ölmixtur daraus entnehmen und entweder mit einem Wattepad oder auch pur auf Gesicht, Hals und Dekolletee auftragen – vorher die Flasche gut schütteln, denn so vermischen sich alle Öle wieder erneut miteinander. Nach der Reinigung die Haut mit einem mit Gesichtswasser getränkten Wattepad abtupfen. Nicht mit Wasser abwaschen.

Eigelbreinigungsmaske

Diese Maske ist eine gute und wirkungsvolle Alternative zur normalen Ölreinigung – sie ist unkompliziert in der Handhabung und besonders für die fettige Haut gut geeignet, denn sie reinigt, erfrischt und führt der Haut zugleich kostbare Pflegestoffe zu. Eigelb ist reich an Lezithin und Cholesterin und wirkt daher zusätzlich glättend und pflegend auf die Haut.

Zutaten: 1 Eigelb • 1 TL Jojobaöl • einige Tropfen Zitronensaft

Zubereitung: Eigelb mit dem Jojobaöl und dem Zitronensaft zu einer geschmeidigen Paste verrühren. Gesicht, Hals und Dekolletee damit bestreichen und die Maske für etwa 10 Minuten einziehen lassen. Mit reichlich warmem Wasser wieder abnehmen und Gesichtswasser auftragen.

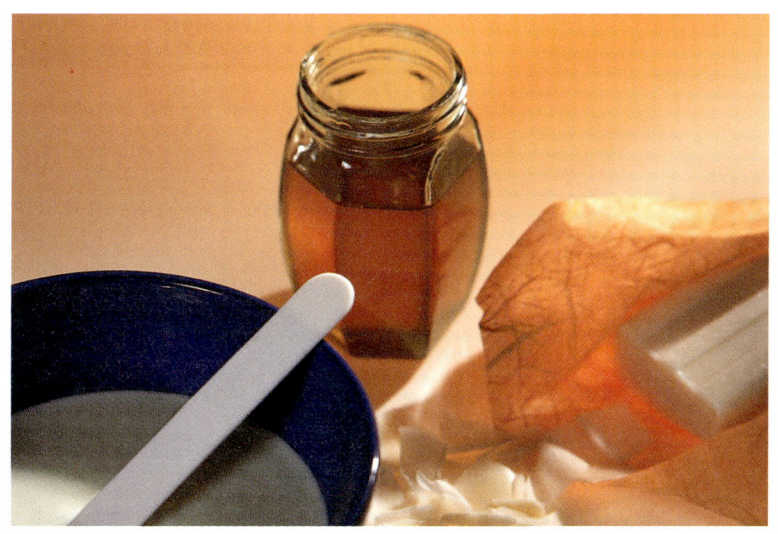

Neben dem Jojobaöl sorgt vor allem auch der Honig in der Seife zusätzlich für milde Pflege und natürlichen Schutz der Haut von außen.

Jojoba-Bienenhonig-Seife

Diese Seifenrezeptur empfiehlt sich zur Reinigung empfindlicher Haut, die zu Rötungen und erweiterten Äderchen neigt, sowie auch zur Pflege zarter Babyhaut. Der regelmäßige Gebrauch dieser reichhaltigen Pflegeseife leistet auch bei rissigen und aufgesprungenen Händen gute Dienste.

Zutaten: 1 Stange weiße Rasierseife • 1 EL Rosenwasser • 1 EL Lanolin 1 Tropfen Bittermandelöl • 1 EL Jojobaöl • 1 EL Bienenhonig

Zubereitung: Rasierseife mit einem scharfen Messer schnitzeln, zusammen mit dem Rosenwasser im Wasserbad (etwa 50°C) schmelzen lassen und unter ständigem Rühren Lanolin und die beiden anderen Öle hinzugeben. Die Masse erkalten lassen, den Bienenhonig unterrühren und die Paste dann auf einem Backblech oder einer Glasplatte fest werden lassen. In Stücke schneiden und diese einzeln in Seidenpapier einwickeln.

Petersilienmilch

Bei dieser Mischung handelt es sich um eine milde und pflegende Reinigungsmilch, speziell für sensible und zu Rötungen neigende Haut. Durch das Lanolin (Wollwachs) wird die Haut besonders weich.

Bienenhonig besteht zu 75 Prozent aus Zucker. Dieser leicht verdauliche Invertzucker wird im Honigmagen der Bienen durch Spaltung von Rohrzucker in ein Traubenzucker-Fruchtzucker-Gemisch gebildet. Die kosmetisch wirksamen Bestandteile machen etwa fünf Prozent des Honigs aus.

Zutaten: 1 EL gehackte frische Petersilie • 50 ml Jojobaöl
50 g Lanolin • 30 ml süßes Mandelöl
Zubereitung: Petersilie in einer Glasflasche mit Jojobaöl übergießen, 1 Woche lang ziehen lassen, dann durch ein Sieb abgießen. Den Jojobaölrückstand im Wasserbad mit Lanolin und Mandelöl verschmelzen. Alles durchrühren und die Reinigungsmilch in ein verschließbares Glasfläschchen abfüllen.

Heilseife mit Beinwell

Diese Seife wirkt heilend bei Hautentzündungen, Pickeln und Aknepusteln. Sie ist deshalb besonders zur Reinigung fettiger und unreiner Haut zu empfehlen.
Zutaten: 30 g pulverisierte Beinwellwurzeln (aus der Apotheke)
40 ml Jojobaöl • 50 g weiße Toilettenseife • 20 ml Rosenwasser
Zubereitung: Beinwellwurzeln in ein Glas geben, mit dem Jojobaöl übergießen und 2 Tage lang ziehen lassen. Anschließend durch ein feines Haarsieb pressen. Seife mit einem scharfen Messer ganz fein schnitzeln und im Wasserbad schmelzen lassen. Die Beinwell-Öl-Mischung in die Seifenschmelze einrühren und das zuvor etwas erwärmte Rosenwasser hinzugeben. Nach dem Abkühlen aus der noch weichen Masse kleine Bällchen formen und in Seidenpapier einwickeln.

Orangenblütenlotion

Das Rezept für diese Lotion, die sich zur Reinigung empfindlicher Haut besonders gut eignet, entstammt der Feder des Hofapothekers der österreichischen Kaiserin Sissi, die zu den schönsten Frauen ihrer Zeit gehörte.
Zutaten: 50 g Rasierseife • 60 g weißes Bienenwachs
40 ml Jojobaöl • 100 ml Orangenblütenwasser
Zubereitung: Die fein geschnitzelte Seife mit dem Bienenwachs im Wasserbad schmelzen lassen und das ebenfalls erwärmte Jojobaöl hinzugeben. Alles verrühren und zum Abschluss das Orangenblütenwasser zugeben. In eine kleine Flasche abfüllen und regelmäßig zur abendlichen Reinigung des Gesichts anwenden.

Cremes

Um der Haut entzogene Feuchtigkeit und ihrem natürlichen Säureschutzmantel wertvolle Nährstoffe wieder zuzuführen, ist es wichtig, die Haut regelmäßig mit Cremes, Lotionen und Emulsionen zu pflegen. Sehr gut eignen sich Zubereitungen mit Jojobaöl, denn zum einen versorgen sie die Haut mit wertvollen Wirkstoffen und geben ihr natürliche Feuchtigkeit zurück, zum anderen machen sie die Haut weich und geschmeidig, halten sie elastisch und glatt und wirken der Faltenbildung entgegen.

Creme für alle Tage

Mit dieser einfachen Rezeptur können Sie sich eine Creme herstellen, die sich für alle Hauttypen zur täglichen Anwendung eignet.
Zutaten: 4 g Bienenwachs • 15 g Lanolin • 40 ml Jojobaöl
40 ml Hamameliswasser • 10 Tropfen Lavendelöl • 8 Tropfen
Bergamotteöl • 8 Tropfen Neroliöl
Zubereitung: Bienenwachs, Lanolin und Jojobaöl im warmen Wasserbad erhitzen, bis alle Zutaten vollständig geschmolzen sind. Den Topf vom Herd nehmen, den Inhalt vorsichtig mit dem Mixer verrühren und tropfenweise das Hamameliswasser hinzufügen. Zum Schluss die genannten ätherischen Öle zugeben und weiterrühren, bis die Masse vollständig abgekühlt ist. Danach in ein Döschen abfüllen und kühl aufbewahren.

Diesen Cremerezepten können Sie nach Belieben auch andere ätherische Öle zufügen, je nachdem welche Wirkungen Sie erzielen möchten (siehe Seite 92ff.).

Jojoba-Zitronen-Creme

Auch diese Creme ist für alle Hauttypen geeignet.
Zutaten: 10 g Bienenwachs • 60 g Jojobaöl • 1 EL Bienenhonig
1 EL frisch gepresster Zitronensaft
Zubereitung: Wachs im Wasserbad schmelzen, das Jojobaöl unterrühren und die Mischung unter weiterem Rühren leicht cremig werden lassen. Bienenhonig und den Zitronensaft hinzufügen und die Creme so lange weiterrühren, bis eine homogene Masse entsteht. Diese in verschließbare Porzellan- oder Keramiktöpfchen abfüllen und kühl aufbewahren.

Zur Gewinnung von Kakaobutter werden die Kakaobohnen gereinigt, geschält, gemahlen und dann gepresst. Hauptverwendung findet sie natürlich in der Schokoladen- und Süßwarenherstellung; doch auch in der Kosmetik leistet sie gute Dienste als Konsistenzgeber für Lippenstifte und Cremes.

Rosencreme

Diese Creme glättet spröde und raue Haut und eignet sich besonders zur Pflege von empfindlicher und trockener Haut. Sie können Sie auch gut zum Eincremen der Hände verwenden.

Zutaten: 50 g Lanolin • 30 ml Jojobaöl • 20 ml Rosenwasser

Zubereitung: Lanolin mit dem Jojobaöl verrühren und das Rosenwasser hinzugeben. Nochmal miteinander gut verrühren und in ein Cremedöschen abfüllen.

Zimt-Bienenhonig-Creme mit Jojobaöl

Diese Cremezubereitung ist ideal zur nächtlichen Pflege von normaler Haut geeignet, denn sie versorgt die Haut mit wertvollen Pflegestoffen, welche die Regeneration der Hautzellen wirksam unterstützen.

Zutaten: 4 g Bienenwachs • 6 g Kakaobutter • 6 g Stearinsäure
20 ml Jojobaöl • 5 ml Sojaöl • 50 ml Mineralwasser • 1 TL Bienenhonig
2 Tropfen Zimtblätteröl • 3 Tropfen Mandarinenöl

Zubereitung: Bienenwachs, Kakaobutter, Stearinsäure, Jojoba- und Sojaöl langsam im Wasserbad erhitzen, bis eine glasige Schmelze entstanden ist. In der Zwischenzeit Mineralwasser aufkochen, davon 25 Milliliter abmessen und darin den Bienenhonig auflösen. Die

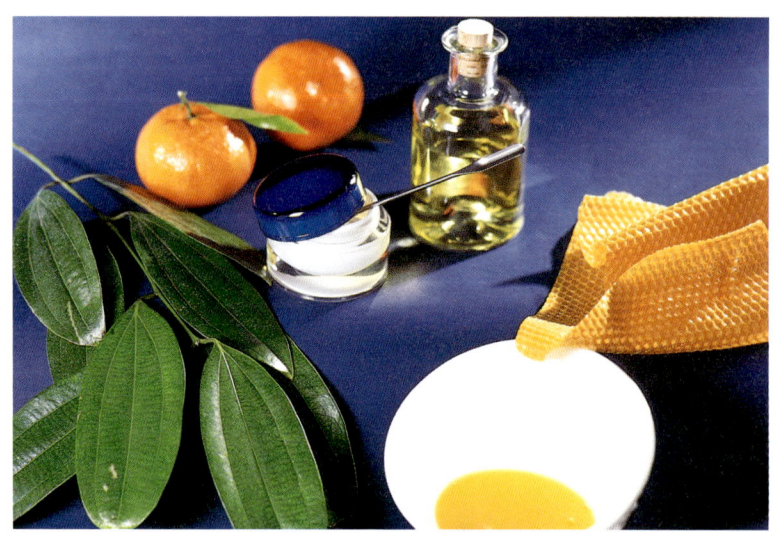

Die Zimt-Bienenhonig-Creme mit Jojoba- und Mandarinenöl wirkt regenerierend und vitalisierend zugleich. Über Nacht wird die Haut auf wohltuende Weise gepflegt und mit Nährstoffen versorgt.

Schmelze aus dem Wasserbad nehmen, das mit dem Honig vermischte Mineralwasser zugeben und mit einem Handrührgerät durchrühren. Die dabei entstehende milchige Flüssigkeit wird beim Abkühlen langsam fest. Kurz vor dem völligen Erkalten Zimtblätter- und Mandarinenöl zugeben und das Ganze in eine Cremedose füllen.

Hamameliscreme

Seit dem Altertum ist Hamamelis, auch bekannt unter dem Namen »Zaubernuss«, wegen seiner ausgleichenden und regenerierenden Eigenschaften eine beliebte Zutat zu Hautpflegemitteln. Besonders trockene Haut profitiert von der regelmäßigen Anwendung von Produkten mit Hamamelis.

Zutaten: 30 ml Hamameliswasser (aus der Apotheke) • 70 g Lanolin 30 ml Jojobaöl

Zubereitung: Hamameliswasser mit dem Lanolin verrühren und zum Abschluss das Jojobaöl hinzugeben. Alles gut vermischen und in ein Cremedöschen abfüllen.

Crème Céleste

Eine klassische Schönheitscreme, die die Haut reichlich mit Feuchtigkeit versorgt, nährt und pflegt – Crème Céleste gehörte zu den Schönheitsgeheimnissen der Damen an den europäischen Höfen und war deshalb über Jahrhunderte heiß begehrt.

Zutaten: 25 g weißes Bienenwachs • 50 ml Jojobaöl 50 ml süßes Mandelöl • 40 ml Rosenblütenwasser

Zubereitung: Bienenwachs, Jojoba- und Mandelöl im Wasserbad erwärmen. In der Zwischenzeit Rosenblütenwasser in einem Topf erwärmen und unter gleichmäßigem Rühren der Ölschmelze zugeben. Abkühlen lassen und in ein Cremedöschen füllen.

Schutzcreme

Diese Zubereitung ist ideal für die empfindliche Gesichtshaut, die Wind und Wetter ausgesetzt ist. Tragen Sie die Creme im Anschluss an die Reinigung auf. Da sie Wasser abweisend wirkt, können Sie sie auch gut als Handcreme verwenden.

Die gerbsäurehaltigen Auszüge aus der Rinde und den Blättern der auch Zauberhasel genannten Hamamelis, einer strauchigen Pflanzengattung, werden auch zur Herstellung von Gesichts- und Rasierwassern verwendet.

Früher wurde Vaseline durch Destillation aus Erdöl gewonnen, heute stellt man sie synthetisch her. Vaseline ist eine durchscheinende, fadenziehende Salbe, die geruchlos ist und sich in Alkohol und Wasser nicht löst. Auf der Haut verteilt, verschließt sie die Poren und verhindert die Schweißsekretion. So entsteht ein Wärmestau an den behandelten Stellen; diesen Effekt macht man sich in Schutzsalben gegen Wind und Kälte zunutze.

Zutaten: 1/2 TL Lanolin • 30 g Vaseline • 1 EL Jojobaöl
40 g destilliertes Wasser
Zubereitung: Lanolin und die Vaseline in einem kleinen Topf schmelzen, das Jojobaöl hinzufügen und die Masse auf 60 °C erwärmen. Gleichzeitig in einem anderen Topf das Wasser ebenfalls auf 60 °C erwärmen und es am besten mit einem elektrischen Schneebesen rasch in die Fettschmelze unterrühren. Die Mischung in ein verschließbares Glas oder einen Cremetopf umfüllen.

Jojobasahne

Für trockene Haut ist diese wohltuende Creme besonders geeignet. Dünn aufgetragen kann sie als Tages- und als Nachtcreme verwendet werden. Sie macht die Haut weich und geschmeidig und verhilft bei regelmäßiger Anwendung zu einer deutlichen Verbesserung des Hautbilds.
Zutaten: 10 g Lanolin • 3 g Bienenwachs • 3 g Kakaobutter
30 ml Jojobaöl • 40 ml Orangenblütenwasser
3 Tropfen Orangenblütenöl
Zubereitung: Lanolin, Bienenwachs und Kakaobutter im Wasserbad schmelzen. Das Jojobaöl hinzufügen und alles auf 60 °C erwärmen. In der Zwischenzeit auch das Orangenblütenwasser auf 60 °C erwärmen. Den Topf vom Herd nehmen und das Orangenblütenwasser mit dem Mixer in die Fettschmelze einrühren. Auf kleinster Wärmestufe weiter rühren, bis die Creme etwas abgekühlt ist. Die Jojobasahne mit dem Orangenblütenöl parfümieren und so lange weiterrühren, bis sie vollständig erkaltet ist. In gereinigte Cremetöpfchen abfüllen.

Bei Orangenblütenwasser handelt es sich um eine farblose, flüssige Lösung, die durch Destillation von Orangenblüten gewonnen wird. Es hat einen angenehmen Duft und macht die Haut geschmeidig; es wird vielen Cremes als Duftstoff beigemischt.

Spinatstraffungscreme

Spinat ist eine reichhaltige Vitaminquelle, das wussten schon Generationen vor uns: Er enthält viel Vitamin C und E, die beiden Vitamine B1 und B2 sowie Karotin, die Vorstufe von Vitamin A. Spinat ist auch äußerlich angewendet ein hervorragender Nährstoff für die Haut. Rosenwasser, ein weiterer Bestandteil dieser Creme, ist ein klassisches Basisprodukt hausgemachter Kosmetik. Es hat den Vorzug, die Haut zu beleben, die Poren zu verfeinern und die hauteigenen Abwehrkräfte zu stärken. In Kombination mit Jojobaöl wird ein exzellentes Schönheitsmittel daraus, das die Haut strafft und ihr neue Elastizität verleiht.

Zutaten: 1 EL Spinatsaft • 50 g Bienenwachs • 10 ml Jojobaöl
1 EL Rosenwasser

Zubereitung: Für den Spinatsaft gekochten Spinat durch ein feines Sieb pressen. Bienenwachs und Jojobaöl im Wasserbad erwärmen, Spinatsaft und Rosenwasser hinzugeben. Bis zum Erkalten verrühren und in ein Cremedöschen abfüllen.

Pfefferminzcreme

Dieses Rezept ist vor allem für fettige Haut geeignet, denn auch dieser Hauttyp benötigt nährende und pflegende Cremes. Das ätherische Öl der Pfefferminze wirkt reinigend und entzündungshemmend und macht diese Creme zur Wohltat für fettige und unreine Haut. Die Kakaobutter sorgt dafür, dass sich die Creme gut auf der Haut verteilen lässt und gut einziehen kann. Sie sollten die Zubereitung jedoch nicht jede Nacht auftragen, weil die Haut während des Schlafens selbst Talg produziert, welcher in Verbindung mit zu viel Creme erneut die Poren verstopfen könnte. Wenden Sie diese Creme also nur drei- bis viermal pro Woche an.

Die Pfefferminzcreme wird nach der sorgfältigen abendlichen Reinigung und der Nachbehandlung mit Gesichtswasser hauchdünn aufgetragen; überschüssige Cremereste nehmen Sie nach etwa zwei Minuten mit einem Wattepad oder einem Papiertüchlein ab.

Zutaten: 5 g Kakaobutter • 10 g Lanolin • 4 g Bienenwachs
10 ml Weizenkeimöl • 20 ml Jojobaöl • 40 g Hamameliswasser
3 Tropfen Pfefferminzöl

Zubereitung: Kakaobutter, Lanolin und Bienenwachs im Wasserbad schmelzen lassen, Weizenkeim- und Jojobaöl hinzugeben und alles auf etwa 60 °C erwärmen. Anschließend Hamameliswasser, das zuvor ebenfalls auf 60 °C erhitzt werden sollte, mit einem elektrischen Handrührgerät auf kleinster Stufe in die Fettschmelze vorsichtig einrühren. Bevor die Mischung erkaltet, Pfefferminzöl dazugeben und die Creme danach in ein ausgewaschenes blickdichtes Cremedöschen aus Keramik oder dunklem Glas abfüllen.

Die echte Pfefferminze ist ein Lippenblütler. Sie riecht und schmeckt intensiv und scharf. Pfefferminze wirkt sowohl anregend als auch krampflösend, schmerzstillend und beruhigend.

Melissencreme

In der Kosmetik wird Melisse wegen ihrer reizlindernden Wirkung gern zur Herstellung von Cremes verwendet. Der belebende und erfrischende Effekt des naturreinen Melissenöls ist seit alters bekannt. Deshalb dient die Melissencreme auch speziell zur Pflege reiferer und ermüdeter Haut. Sie enthält wertvolle Fette und Öle in hautverträglicher, gut aufnahmefähiger Form. Auf diese Weise führen Sie Ihrer Haut die benötigte Feuchtigkeit auf angenehmste Art zu.

Zutaten: 3 g Bienenwachs • 3 g Kakaobutter • 5 g Lanolin
10 ml Jojobaöl • 10 ml süßes Mandelöl • 10 ml Weizenkeimöl
40 g Rosenwasser • 4 Tropfen Melissenöl

Zubereitung: Bienenwachs, Kakaobutter, Lanolin und Jojobaöl im Wasserbad schmelzen. Sobald eine klare Fettschmelze entstanden ist, werden Mandel- und Weizenkeimöl dazugegeben. Die Mischung auf 60 °C erwärmen; ebenso das Rosenwasser. Letzteres mit dem elektrischen Handrührer auf kleinster Stufe in die Fettschmelze einrühren. Die abgekühlte Creme mit Melissenöl parfümieren. Bis zum völligen Erkalten weiterrühren und die Creme in ein gereinigtes Cremetöpfchen füllen. Damit sie nicht verdirbt, empfiehlt es sich, die Creme im Kühlschrank aufzubewahren.

Aprikosennährcreme

Aprikosen haben einen hohen Vitamingehalt und können die Haut wirksam dabei unterstützen, Feuchtigkeit zu binden. Tragen Sie diese Creme vor allem abends auf, denn so kann sie ihre umfassende Pflegewirkung über Nacht voll entfalten. Besonders geeignet ist sie auch für rissige und spröde Hände.

Zutaten: 50 g Lanolin • 10 ml Jojobaöl • 35 ml süßes Mandelöl
100 ml Rosenwasser • 2 vollreife Aprikosen • 10 g Magermilchpulver

Zubereitung: Lanolin, Jojoba- und Mandelöl im Wasserbad erwärmen. In der Zwischenzeit das Rosenwasser in einem separaten Topf erwärmen. Die beiden Aprikosen schälen und entkernen, das Fruchtfleisch mit einer Gabel zerdrücken. Das erwärmte Rosenwasser anschließend der Fettschmelze hinzugeben und zum Abschluss die Aprikosenpaste vorsichtig unterrühren.

Die Melisse (griechisch: Bienenkraut) hat viele Unterarten. Es gibt Garten-, Zitronen- und Waldmelisse. Die Katzenminze, die früher bevorzugt zur Behandlung von Frauen- und Brustleiden verwendet wurde, ist ebenfalls eine enge Verwandte der Melisse.

Aprikosen wirken nährend und straffend. Aufgrund dieser Eigenschaften empfiehlt sich Aprikosennährcreme besonders zur Pflege der reiferen und trockenen Haut.

Bienenhonig-Kräuter-Creme

Diese Zubereitung ist ideal zur Pflege trockener und empfindlicher Haut, die zu Rötung und zur Bildung erweiterer Äderchen neigt.

Zutaten: 10 g getrocknete Eibischwurzel • 5 g getrocknetes Schafgarbenkraut • 5 g getrocknete Kamillenblüten • 5 g getrocknete Huflattichblätter • 1 Tasse Leitungswasser • 25 g Lanolin • 15 ml Weizenkeimöl• 25 ml Jojobaöl • 1 EL Bienenhonig

Zubereitung: Alle Kräuter in einem Mörser zerreiben, mit dem Leitungswasser übergießen und diese Mischung zum Kochen bringen. Nach 10 Minuten durch ein Sieb abseihen. Die ausgekochten Kräuter werden nicht weiter benötigt und können weggeworfen werden. In der Zwischenzeit Lanolin im Wasserbad schmelzen lassen und Weizenkeim- und Jojobaöl hinzugeben. Bienenhonig in den Kräutersud geben und in die Lanolin-Öl-Schmelze einrühren. Die Mischung bis zum völligen Erkalten weiterrühren. Im Anschluss daran die Creme in gereinigte blickdichte Cremetöpfchen mit Deckel geben.

Kaiserliche Hautcreme

Diese erlesene Schönheitspflege kombiniert verschiedene feine Öle mit Orangenblütenwasser zu einer zarten Hautcreme. Sie wurde am Wiener Hof um die Jahrhundertwende für die kaiserliche Familie kreiert – besonders Kronprinz Rudolph und seine Gemahlin, Prinzessin Stephanie von Belgien, sollen davon reichlichen Gebrauch gemacht haben. Orangenblütenwasser wirkt beruhigend und verbreitet einen zarten Duft.

Zutaten: 35 g Lanolin • 20 g Glyzerin • 40 g Cera alba (aus der Apotheke) • 75 ml Mandelöl • 50 ml Jojobaöl • 120 ml Orangenblütenwasser • 2 Tropfen Maiglöckchenöl

Zubereitung: Lanolin, Glyzerin und Cera alba im Wasserbad schmelzen und danach Mandel- und Jojobaöl hinzugeben. Alles mit einem Rührbesen verrühren und zum Abschluss Orangenblütenwasser und das Maiglöckchenöl zufügen. Die Mischung so lange weiterrühren, bis sie nahezu vollkommen erkaltet ist, anschließend dann in zuvor gereinigte blickdichte Cremedöschen aus Keramik oder dunklem Glas abfüllen.

Glyzerin ist eine farb- und geruchlose, ölige und süß schmeckende Flüssigkeit, die sich in Wasser und Alkohol, aber nicht in Fetten und Ölen lösen lässt. In höheren Konzentrationen hat Glyzerin keimtötende (antiseptische) Eigenschaften, reizt jedoch die Schleimhäute. Es zieht sehr stark Feuchtigkeit an und wird deshalb in Kosmetikprodukten als Feuchthaltemittel verwendet. Früher setzte man es auch gern zur Pflege spröder, rissiger Haut oder zur Lippenpflege ein. Heute ist man mit Glyzerin vorsichtiger geworden, da es der Haut Wasser entzieht und damit im Grunde den entgegengesetzten Effekt bewirkt.

Baldrian war schon im 4. Jahrhundert v. Chr. als Beruhigungs- und Schlafmittel bekannt. Der griechische Arzt Galen nannte die Pflanze ihres strengen Geruchs wegen Phu. Innerlich soll Baldrianwurzel nur zeitlich begrenzt und wohldosiert gebraucht werden.

Gesichtspflege mit ätherischen Ölen ist deshalb so effektiv, weil nicht nur eine lokale Behandlung, sondern eine ganzheitliche und tiefenwirksame Anwendung erfolgt, bei der die ätherischen Öle aufgrund ihrer chemischen Zusammensetzung die einzelnen Hautschichten sehr leicht passieren können.

Lavendel-Jojoba-Creme

Lavendel wirkt entzündungshemmend und klärend – genau das Richtige also für fettige und unreine Haut.

Zutaten: 20 g Lavendelblüten • kochendes Wasser • 45 g Lanolin 15 g frische, ungesalzene Butter • 15 ml Jojobaöl • 1 EL Bienenhonig

Zubereitung: Lavendelblüten mit 1 Glas kochendem Wasser übergießen, 25 Minuten zugedeckt ziehen lassen und dann durch ein Sieb filtern. In der Zwischenzeit das Lanolin im Wasserbad schmelzen, Butter und Jojobaöl unterrühren und unter weiterem Rühren erkalten lassen. Kurz bevor die Masse endgültig kalt und fest wird, Bienenhonig und Lavendelblütenauszug hinzugeben, cremig rühren und in ein kleines, gereinigtes Döschen füllen.

Baldriancreme

Baldrian wirkt beruhigend, auch auf die Haut. Folgende Rezeptur ist also genau das Richtige für gereizte Haut, denn sie lindert Rötungen, erweiterte Äderchen und sonstige Irritationen der Haut.

Zutaten: 10 g pulverisierte Baldrianwurzeln • 1/2 Tasse Wasser • 30 g Lanolin • 10 ml Jojobaöl • 25 g süßes Mandelöl • 10 g Magermilchpulver

Zubereitung: Baldrianpulver im Wasser erhitzen und 10 Minuten sprudelnd kochen lassen; durch ein Sieb abseihen und auspressen. In der Zwischenzeit Lanolin und Jojobaöl im Wasserbad verschmelzen und unter Rühren das Mandelöl dazugeben. Den Baldrianextrakt und das Milchpulver untermischen. Alles verrühren, bis die Masse vollständig erkaltet ist, und in ein Cremedöschen abfüllen.

Gesichtsöle

Bei den folgenden Rezepturen für Gesichtsöle handelt es sich um Mischungen ätherischer Öle mit Jojoba als Basisöl. Diese Öle eignen sich ideal zur entspannenden und lockernden Gesichtsmassage oder aber zur abendlichen Anwendung alternativ zur Nachtcreme. Sie werden alle auf die gleiche Art und Weise zubereitet: Geben Sie die genannten Öle in ein kleines Glasfläschchen mit Deckel. Sobald Sie die Mischungen fertig zusammengestellt haben, schließen Sie das Fläschchen und schütteln es gründlich. Vor der Anwendung sollten Sie Ihr neues Gesichtsöl noch für etwa eine halbe Stunde ruhen lassen, damit sich die Öle untereinander verbinden können.

Gesichtsöl für fettige Haut

Zutaten: 15 Tropfen Zitronenöl • 12 Tropfen Zypressenöl oder 10 Tropfen Kampferöl • 10 Tropfen Lavendelöl • 50 ml Jojobaöl

Gesichtsöl für trockene Haut

Diese Rezeptur wirkt vor allem der Bildung von Falten entgegen und beruhigt nervöse und empfindliche Haut.
Zutaten: 15 Tropfen Fenchelöl • 5 Tropfen Lavendelöl 5 Tropfen Rosenöl • 50 ml Jojobaöl

Gesichtsöl für normale Haut

Diese Mischung können Sie auch bei Mischhaut sowie bei empfindlicher Haut verwenden.
Zutaten: 15 Tropfen Lavendelöl • 8 Tropfen Geranienöl 4 Tropfen Rosenöl • 50 ml Jojobaöl

Gesichtsöl für reifere Haut

Zutaten: 15 Tropfen Lavendelöl • 5 Tropfen Weihrauchöl 4 Tropfen Neroliöl • 4 Tropfen Rosenöl • 50 ml Jojobaöl

Masken, Packungen und Kompressen

Die klassischen Schönmacher mit Sofortwirkung sind Masken, Packungen und warme Kompressen. Sie wirken wie »Urlaub für die Haut«, denn sie geben ihr Gelegenheit zur Regeneration und führen ihr in kurzer Zeit hoch konzentrierte pflegende und nährende Substanzen zu. Masken vermögen die Haut aufzupolstern und dadurch kleine Unebenheiten oder Müdigkeitsfältchen vorübergehend verschwinden zu lassen. Der Unterschied zwischen Masken und Packun-

In den USA sind bereits einige fertige Kosmetikprodukte auf Jojobabasis im Handel, z. B. ein Blütenpollen-Jojoba-Make-up, ein loser Gesichtspuder, angereichert mit Aloe Vera und Jojoba, sowie Eyeliner aus einer Mischung verschiedener pflanzlicher Öle mit Jojobaöl. In Kürze werden diese Produkte auch den deutschen Markt erobern. Wer nicht mehr so lange warten will: Kosmetika auf Jojobabasis können über das Internet bestellt werden.

gen besteht darin, dass letztere bei der Anwendung auf Gesicht, Hals und Dekolletee nicht erhärten, sondern weich bleiben. Auch in ihrer Wirkung unterscheiden sich diese beiden Pflegeanwendungen: Die Packung belebt, erfrischt und erweitert die Hautporen, während die Maske eher beruhigt, strafft, mit Nährstoffen versorgt und die Durchblutung der Haut anregt.

Richtige Anwendung erhöht die Wirkung

Wenn Sie einige einfache Empfehlungen beherzigen, entfalten die geschmeidigen Schönmacher ihre Wirkung noch besser.

▶ Bevor Sie eine Maske oder Packung auftragen, sollten Sie Gesicht, Hals und Dekolletee stets gründlich reinigen.

▶ Besonders aufnahmefähig ist die Haut, wenn Sie vor der Anwendung eine warme Kompresse auflegen. Dazu tränken Sie ein kleines Handtuch oder Leinentuch mit warmem Wasser, wringen es aus und pressen es für etwa eine Minute sanft auf Gesicht, Hals und Dekolletee – dadurch öffnen sich die Poren, und die pflegenden Wirkstoffe in der Maske oder Packung können ungehindert in die Haut eindringen und dort ihre verschönernde und regenerierende Wirkung entfalten.

▶ In der Regel sollten Sie diese Hautkuren am Abend vor dem Schlafengehen durchführen, denn so können die wertvollen Wirkstoffe über Nacht nachwirken.

▶ Legen Sie sich vor dem Auftragen der Maske oder Packung schon alles zurecht, was Sie brauchen: ein Haarband oder ein Handtuch, um die Haare aus dem Gesicht zu binden, einen dicken Naturhaarpinsel zum Auftragen der Maske oder Packung, Wattepads sowie zwei weitere Handtücher für danach.

▶ Und noch ein Tipp: Tragen Sie Masken oder Packungen stets von der Kinnmitte aus auf Gesicht, Hals und Dekolletee auf, und sparen Sie dabei die Augen großzügig aus, damit diese nicht gereizt werden. Den Hals sollten Sie von unten nach oben einstreichen, denn damit fördern Sie den Fluss der Lymphflüssigkeit unter der Haut, straffen das Gewebe an Hals und Kinn und beugen zugleich auch der Bildung eines Doppelkinns vor.

Beim Auftragen von Masken und Packungen müssen Sie generell die Augen sowie Mund und Nase großzügig aussparen. Sollte es passieren, dass Sie etwas von der Zubereitung in die Augen bekommen, spülen Sie diese bitte umgehend mit reichlich warmem Wasser aus. Nach der Anwendung der nachstehend empfohlenen Rezepturen reinigen Sie Gesicht, Hals und Dekolletee gründlich mit warmem Wasser.

Quark-Bienenhonig-Packung

Die Kombination von Jojobaöl mit Bienenhonig und Quark, beide ebenfalls Hautpflegemittel par excellence, macht diese Packung zur »Vitaminbombe« für besonders pflegebedürftige und trockene Haut.

Zutaten: 1 EL Bienenhonig • 2 EL Quark • 1 TL Jojobaöl

Zubereitung: Bienenhonig im Wasserbad (nicht über 50 °C) erwärmen und mit dem Quark sowie dem Jojobaöl verrühren. Die Packung messerrückendick auf Gesicht, Hals und Dekolletee auftragen und für etwa 1/2 Stunde einwirken lassen.

Hefemaske

Die Vitamin-B-reiche Hefe ist ein exzellentes Schönheitsmittel. In folgender Zubereitung eignet sie sich besonders für unreine und fette Haut.

Zutaten: 2 EL Jojobaöl • 1 TL Bienenhonig • 1 EL Hefe

Zubereitung: Jojobaöl im Wasserbad erwärmen, den Honig darin auflösen und die Hefe hinein bröckeln. Alles verrühren, etwas abkühlen lassen und auf Gesicht, Hals und Dekolletee auftragen. 15 Minuten lang einwirken lassen und im Anschluss daran mit lauwarmem Wasser sorgfältig abwaschen.

Kurpackung mit Öl

Avocadoöl enthält ebenso wie Jojobaöl viele pflegende Wirkstoffe, die Sie Ihrer Haut einmal pro Woche mit dieser Kurpackung zuführen sollten; sie ist übrigens für alle Hauttypen geeignet. Nach der Ölkurpackung benötigen Sie kein Gesichtswasser oder zusätzliches Pflegemittel mehr – diese Anwendung versorgt Ihre Haut mit allem, was sie braucht.

Zutaten: 10 ml Sojaöl • 10 ml Avocadoöl • 15 ml Jojobaöl

Zubereitung: Alle Öle in eine Schüssel füllen, verrühren und die Kurpackung dann sanft auf Gesicht, Hals und Dekolletee auftragen. Die Augenpartie dabei besonders großzügig aussparen, um zu verhindern, dass die Öle in die Augen geraten, denn das Avocadoöl kann unangenehme Reizungen hervorrufen. Etwa 20 Minuten einwirken lassen und mit warmem Wasser abwaschen.

Tipp: Falls etwas von der Ölkurpackung übrig bleibt oder Sie gleich ein wenig mehr herstellen möchten, können Sie die Ölmischung in eine Flasche füllen und kühl und trocken aufbewahren. Auf diese Weise ist sie über ein Jahr lang haltbar.

Milchmaske

Diese wohltuende Maske ist vor allem für empfindliche und nervöse Haut zu empfehlen.

Zutaten: 1 EL Magermilchpulver • 1 EL Jojobaöl

Zubereitung: Milchpulver mit dem Jojobaöl sorgfältig verrühren und so viel warmes Wasser hinzugeben, dass eine streichfähige Masse entsteht. Diese mit einem Puderpinsel auf Gesicht, Hals und Dekolletee auftragen, 20 Minuten einwirken lassen und danach mit lauwarmem Wasser abnehmen.

Jojobapackung

Eine ganz besondere Kur für trockene und überbeanspruchte Haut.

Zutaten: 5 g Bienenwachs • 5 g Lanolin • 35 ml Jojobaöl
50 g Rosenwasser

Zubereitung: Bienenwachs und Lanolin im Wasserbad schmelzen, bis beides glasig ist. Jojobaöl dazugeben und das Gemisch etwas anwärmen. Das Rosenwasser in einem separaten Topf erwärmen. Anschließend die Wachs-Fett-Schmelze von der Kochstelle nehmen und mit einem Schneebesen langsam mit dem warmen Rosenwasser verrühren. Auf die Haut auftragen und 15 Minuten einwirken lassen.

Ölpackung für den Hals

Neben der Gesichtshaut bedürfen auch Hals und Dekolletee der besonderen Pflege; vor allem bei trockener und reifer Haut sollten Sie dies bei Ihrem täglichen Schönheitsprogramm berücksichtigen.

Zutaten: 2 El Jojobaöl

Durchführung: Jojobaöl nach der Reinigung großzügig in Hals und Dekolletee einmassieren. Ein angewärmtes Baumwolltuch und zusätzlich ein weiteres Handtuch um den Hals legen und damit zu Bett gehen. Auf diese Weise kann das Jojobaöl über Nacht seine wertvolle, pflegende Wirkung entfalten. Wenn Ihnen dies beim Schlafen allerdings unangenehm sein sollte, können Sie das Jojobaöl ebenso gut am frühen Abend auftragen und während der Stunden bis zum Zubettgehen einwirken lassen. Bevor Sie sich in die Kissen legen, sollten Sie die Ölreste mit einem Kosmetiktuch abtupfen.

Rosenwasser fällt als Nebenprodukt bei der Gewinnung von Rosenöl aus wilden Rosen an. Es zieht die Poren der Haut zusammen und wirkt entzündungshemmend. Echtes Rosenwasser ist sehr teuer. Alternativ könnten Sie auf künstlich hergestelltes ausweichen, das durch Lösen von Rosenöl gewonnen wird – es steht jedoch dem echten Rosenwasser sowohl in der Wirkung wie auch im Duft um vieles nach.

Gewürzmaske

Entspannend und beruhigend durch das Sandelholz wirkt diese Maske vor allem auf empfindliche Haut wohltuend.

Zutaten: 1 TL pulverisiertes Sandelholz • 1 TL pulverisiertes Süßholz 1 TL pulverisiertes Sarsaparilla und Zitronengras (jeweils zu gleichen Teilen) • 2 TL Jojobaöl

Zubereitung: Die pulverisierten Gewürze in einer Schüssel mischen (pulverisieren kann man am besten mit einem Mörser, falls die Gewürze nicht in dieser Form erhältlich waren) und so viel Jojobaöl hinzugeben, dass ein streichfähiger Brei entsteht. Diesen großzügig auf Gesicht, Hals und Dekolletee auftragen.

Achten Sie hier besonders darauf, dass Sie nichts von der Gewürzmaske in die Augen bekommen. Wenn Sie möchten, können Sie im Anschluss an diese Maske noch für 1 bis 2 Minuten eine feuchtwarme Kompresse auflegen, um die strapazierte oder gereizte Haut zusätzlich zu beruhigen.

Heilerdemasken

Bei diesen Pflegerezepten erhöhen Sie die hautpflegenden Wirkungen des flüssigen Goldes mittels ätherischer Öle und des beruhigenden und hautklärenden Effekts von Heilerde.

Die Zubereitung ist für alle Heilerdemasken die gleiche: Alle Zutaten in einer kleinen Schüssel zu einem streichfähigen Brei verrühren. Diesen messerrückendick auf Gesicht, Hals und Dekolletee auftragen – natürlich wie immer unter Aussparung von Augen, Mund und Nase – und ihn jeweils für mindestens 20 Minuten auf die Haut wirken lassen. Die Maske mit viel warmem Wasser wieder abnehmen.

Für normale, trockene und empfindliche Haut

Zutaten: 2 EL Heilerde • 1 EL Jojobaöl • 2–3 EL Mineralwasser 1 Tropfen Geranienöl • 1 Tropfen Lavendelöl

Für reifere Haut

Zutaten: 2 EL Heilerde • 1 EL Jojobaöl • 2–3 EL Mineralwasser 1 Tropfen Weihrauchöl • 1 Tropfen Myrrheöl

Die nach den folgenden Rezepten hergestellten Gesichtsmasken mit Heilerde müssen Sie in gut verschließbaren Gefäßen aufbewahren, um sie vor dem Austrocknen zu schützen.

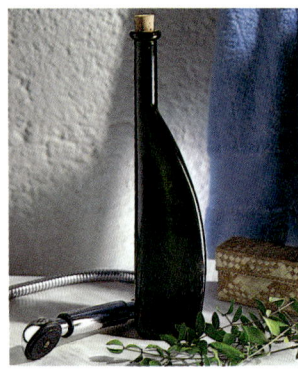

Natürlich pflegende Öle lassen sich sehr einfach selbst herstellen.

Die Körperöle, die Ihnen in diesem Abschnitt vorgestellt werden, sollten Sie in einer dunklen Glasflasche gut verschlossen aufbewahren, denn sie enthalten ätherische Öle, die lichtempfindlich und äußerst flüchtig sind, d. h. sich beim Kontakt mit Luft schnell auflösen.

Körperpflege mit Jojoba

Ein unentbehrliches Ritual im Tagesablauf ist die sorgfältige Pflege des Körpers von Kopf bis Fuß. Auch wenn die Zeit nicht jeden Tag ausreicht, um Duschen und Eincremen oder -ölen zu einer genussreichen Prozedur zu gestalten, so ist doch zumindest eine kurze Zuwendung schon ein tragender Pfeiler unseres Wohlbefindens und damit auch untrennbar mit unserer Schönheit und Ausstrahlung verbunden.

Körperöle für jeden Tag

An erster Stelle unter den Anwendungen zur Körperpflege steht die Zubereitung von pflegenden und wohltuenden Ölen auf Jojobabasis. Die nachfolgenden Öle stellen Sie, wenn nicht anders angegeben, alle auf die gleiche Weise her: Alle genannten Zutaten in einer dunklen Glasflasche vermischen, durchschütteln und vor der Anwendung eine kurze Zeit stehen lassen, damit sich die enthaltenen Öle miteinander verbinden können.

Körperöl für jeden Hauttyp
Zutaten: 20 Tropfen Rosenöl • 5 Tropfen Lavendelöl
10 ml Mandelöl • 5 ml Weizenkeimöl • 40 ml Jojobaöl

Körperöl für empfindliche Haut
Zutaten: 7 Tropfen Kamillenöl • 7 Tropfen Rosenöl
5 Tropfen Geranienöl • 5 ml Weizenkeimöl • 50 ml Jojobaöl

Körperöl für reife Haut
Zutaten: 7 Tropfen Weihrauchöl • 7 Tropfen Lavendelöl • 5 Tropfen Patschuliöl • 10 ml Mandelöl • 5 ml Weizenkeimöl • 40 ml Jojobaöl

Körperöl für fettige Haut
Zutaten: 7 Tropfen Zedernöl • 7 Tropfen Zypressenöl
5 Tropfen Weihrauchöl • 5 ml Weizenkeimöl • 50 ml Jojobaöl

Hautnähröl
Diese Rezeptur geht zurück auf die k. & k. Monarchie: Der österreichische Kaiser Franz Joseph ließ sie sich regelmäßig von der Hofapotheke zubereiten. Das Hautnähröl erfreute sich großer Beliebtheit und hatte seinen festen Platz auf dem Toilettentisch seiner Majestät.

Das nachfolgende, einfache Rezept ist für die Zubereitung einer größeren Menge angelegt. Denn das Hautnähröl ist, in dunkle Glasflaschen abgefüllt, gut verschlossen sowie kühl und trocken gelagert über ein Jahr lang haltbar.

Zutaten: 1/2 l kaltgepresstes Olivenöl (Extra vergine) • 50 ml Weizenkeimöl • 50 ml Ölauszug aus Rosmarinblättern und -blüten (am einfachsten aus der Apotheke) • 200 ml Jojobaöl • 2 g Lavendelessenz (ätherisches Lavendelöl)

Zubereitung: Alle Zutaten sorgfältig in einer großen Schüssel verrühren und die Mixtur dann in eine dunkle Glasflasche abfüllen.

Jojobabodylotion
Diese kostbare Pflegemischung ist sehr ergiebig und lässt sich leicht auf der Haut verteilen, daher brauchen Sie nur wenig davon. Die beste Wirkung erzielen Sie nach einem Bad oder einer Dusche, wenn die Körperhaut noch erwärmt ist. Auch das Parfüm oder das ätherische Öl entfaltet seinen Duft am besten auf warmer Haut.

Zutaten: 10 g Lanolin • 10 g Kakaobutter • 20 ml Avocadoöl
60 ml Jojobaöl

Wenn Sie möchten, geben Sie ätherische Öle nach Ihrer Wahl hinzu (z. B. Jasmin, Rose oder Lavendel); Sie können natürlich auch einige Tropfen Ihres Lieblingsparfüms nehmen.

Zubereitung: Lanolin und Kakaobutter im Wasserbad schmelzen. Die Öle dazugeben und alles so lange erwärmen, bis eine klare Fettschmelze entstanden ist. Vom Herd nehmen und umrühren. Bevor die Mischung erkaltet ist, die Duftöle einrühren.

Eine Kuranwendung mit Jojobaöl für den Hals, welche die Haut strafft und geschmeidig macht und zudem die Fältchen der zarten Haut am Hals sichtbar glättet: Erwärmen Sie 2 Esslöffel Jojobaöl im Wasserbad, tränken eine Lage Watte damit und legen sie um Ihren Hals. Dann umwickeln Sie die Watte mit einer Plastikfolie und anschließend mit einem Handtuch. Lassen Sie die Ölkur 1 Stunde lang einziehen.

Körperöl für »Ihn«

Diese wertvolle Ölmischung ist selbstverständlich auch für die Damenwelt bestens geeignet.

Zutaten: 100 ml Jojobaöl • 1 Tropfen Vetiveröl • 20 Tropfen Zirbelkieferöl • 20 Tropfen Limettenöl • 5 Tropfen Grapefruitöl
1 Tropfen Moschusöl

Zubereitung: Jojobaöl in eine Glasflasche mit Deckel füllen, die ätherischen Öle hinzugeben und alles gut durchschütteln.

Rosenöl

Diese Zubereitung ist auch ein ideales und sehr persönliches Mitbringsel.

Zutaten: 1 Hand voll Rosenblüten (frisch oder getrocknet)
3 Tropfen Rosenöl • 1 Tropfen Geranienöl • 100 ml Jojobaöl

Zubereitung: Rosenblüten in ein hübsches dunkles Glasfläschchen geben, die ätherischen Öle hineintropfen und zum Abschluss das Jojobaöl dazufüllen. Die Flasche verschließen und an einem licht- und wärmegeschützten Ort für 2 Wochen stehen lassen, damit sich das Aroma des Rosenöls voll entfalten kann.

Intimpflegeöl

Diese Zubereitung ist zur täglichen Pflege des Intimbereichs gedacht – sowohl für »Sie« als auch für »Ihn«. Sie ist mild und hat wegen der Kräuter eine leicht zusammenziehende Wirkung. Darüber hinaus hat sie geruchshemmende und erfrischende Eigenschaften.

Zutaten: 30 g Schafgarbenkraut • 30 g Salbeiblätter
20 g Weidenblätter • 10 g Kamillenblüten • 10 g Bärentraubenblätter
100 ml Jojobaöl • 10 g Avocadoöl • 2 Tropfen Lavendelöl

Zubereitung: Alle Kräuter mischen, in eine weithalsige Glasflasche geben und mit Jojobaöl übergießen. Die Kräuter für 1 Woche an einem licht- und wärmegeschützten Ort ziehen lassen. Während dieser Zeit die Kräuter des Öfteren durchrühren. Anschließend die Kräuter durch ein Sieb abfiltern, dem zurückbleibenden Jojobaöl das Avocado- sowie das Lavendelöl zugeben und alles in eine dunkle Glasflasche abfüllen und im Dunkeln aufbewahren.

Ein Rezept aus der Feder des Hofarztes der österreichischen Kaiserin Elisabeth zur Pflege der Augenbrauen:
100 Milliliter Rizinusöl, 50 Milliliter Jojobaöl und 1 Milliliter ätherisches Fenchelöl gut miteinander verrühren und damit täglich morgens und abends die Augenbrauen einreiben.

Massageöle

Entspannende Massagen können Sie mit jedem der zuvor genannten Körperöle durchführen, doch die folgenden Mischungen sind aufgrund ihrer Zutaten besonders gut für diesen Zweck geeignet.

Rezept 1
Zutaten: 1 EL Jojobaöl • 1 EL süßes Mandelöl

Rezept 2
Zutaten: 1 EL Jojobaöl • 1 EL Avocadoöl • 1 EL Sesamöl
1 EL Mandelöl

Entspannendes Massageöl
Zutaten: 10 Tropfen Sandelholzöl • 2 Tropfen Korianderöl
5 Tropfen Kamillenöl • 2 Tropfen Rosenöl • 50 ml Jojobaöl

Erotisches Massageöl
Zutaten: 1 Tropfen Jasminöl • 1 Tropfen Rosenöl • 6 Tropfen Honigöl
2 Tropfen Irisöl • 50 ml Jojobaöl

Baden mit Jojoba

Mit Jojobaöl lassen sich wertvolle Badezusätze herstellen. Nachfolgend finden Sie einige Kostproben.

Jojoba-Buttermilch-Bad
Dieser Badezusatz ist für trockene und rissige Haut sehr zu empfehlen.
Zutaten: 100 ml Jojobaöl • 3 l Buttermilch • 1 1/2 Tassen Bienenhonig
Zubereitung: Bevor Sie in die Wanne steigen, sollten Sie Ihren ganzen Körper mit Jojobaöl einreiben. Dann lassen Sie das Badewasser ein und geben diesem die Buttermilch, das restliche Jojobaöl sowie den Bienenhonig zu. Mit den Händen gut im Wasser verteilen und 10 bis 15 Minuten darin baden. Trocknen Sie sich gut ab, und verwöhnen Sie Ihren Körper noch mit einem pflegenden Öl (siehe Seite 36ff.).

Die Herstellung der Massageöle ist denkbar einfach: Füllen Sie das Jojobaöl in ein Glasfläschchen mit Deckel, tropfen Sie die anderen Öle hinzu und verschließen das Fläschchen. Gut durchschütteln und kühl und trocken aufbewahren.

Etwas ganz Besonderes: Lemon rub, eine Art Körperpeeling.
Reiben Sie von 4 ungespritzten Zitronen die Schale ab, lassen sie auf Küchenkrepp trocknen und verrühren sie dann mit 6 Esslöffeln Jojobaöl zu einem Brei. Diesen tragen Sie mit kreisenden Bewegungen auf dem Körper auf, lassen ihn etwas einziehen und duschen sich dann mit warmem Wasser ab.

Kinderbad

Hier eine Mischung für einen Badezusatz, der vor allem die Nasen der Kleinen entzücken wird.

Zutaten: 5 Tropfen Kamillenöl • 2 Tropfen Neroliöl
3 EL Bienenhonig • 20 ml Jojobaöl

Zubereitung: Die ätherischen Öle im Honig verrühren und alles dem Jojobaöl hinzugeben. Das Badewasser einlaufen lassen (nicht zu heiß, etwa 35 °C) und die Öl-Honig-Mischung mit den Händen im Wasser verteilen.

Lassen Sie Ihr Kind ruhig 15 Minuten darin baden, und massieren Sie es nach dem Abtrocknen mit einem wohlriechenden Körperöl auf Jojobabasis.

Ein Bad mit Jojoba und ätherischen Ölen – das ist natürlich ein besonderer Genuss, den nicht nur die Erwachsenen schätzen, sondern auch die Kinder.

Stimulierendes Bad

Genau das Richtige nach einem aufreibenden Tag, wenn Sie noch etwas vorhaben.

Zutaten: 1 Tropfen Tonkaöl • 3 Tropfen Ylang-Ylang-Öl
3 Tropfen Grapefruitöl • 2 Tropfen Sandelholzöl • 50 ml Jojobaöl

Zubereitung: Wie beim Kinderbad.

Zitronenbad

Zutaten: 20 g Zitronenöl • 75 ml Jojobaöl

Zubereitung: Zitronenöl mit dem Jojobaöl verrühren und diese erfrischende und belebende Mischung dem Badewasser zugeben. 10 bis 15 Minuten darin baden, abtrocknen und nach Belieben anschließend etwas nachruhen.

Blütenbad

Die aromatischen Blumendüfte wirken belebend und hinterlassen einen bezaubernden Duft auf der Haut. Dieses erfrischende Bad ist besonders zum Start in den Tag zu empfehlen.

Zutaten: 1 TL Zitronenöl • 1 TL Apfelblütenöl • 1 TL Pfirsichblütenöl
1 TL Rosenöl • 80 ml Jojobaöl

Zubereitung: Alle Öle miteinander mischen und dem warmen Badewasser zugeben.

Rosmarinbad

Der Muntermacher schlechthin.

Zutaten: 30 g Rosmarinöl • 65 ml Jojobaöl

Zubereitung: Wie beim Zitronenbad.

Schöne Hände und Nägel

Gepflegte Hände und Nägel steigern nicht nur das eigene Wohlbefinden, sondern wecken auch Sympathie in anderen Menschen. Hände und Nägel werden als Visitenkarte angesehen. Doch der Haushalt und der damit verbundene Kontakt mit Spül-, Wasch- oder Lösungsmitteln oder scharfen, ätzenden Stoffen sowie andere Arbeiten fordern ihren Tribut von den Händen: Die Haut wird rau, spröde und brüchig und büßt mit der Zeit ihren natürlichen Säureschutzmantel ein; die Fingernägel brechen leichter, und der Nagelwall droht einzureißen. Abhilfe schaffen Schutzhandschuhe, regelmäßiges Eincremen und die regelmäßige Pflege mit Jojobaöl.

Jojoba-Reis-Packung

Diese Rezeptur bewährt sich besonders bei rauer Haut und Trockenheitsfältchen an den Händen.

Zutaten: 1 EL Reismehl • etwas Vollmilch • 1 EL Jojobaöl

Zubereitung: Das Reismehl mit etwas Vollmilch zu einer geschmeidigen Paste verrühren. Das Jojobaöl sorgfältig auf Ihren Händen verteilen und darüber die Reis-Milch-Masse gleichmäßig auftragen. Die Packung für 10 Minuten einwirken lassen; die Handwärme lässt die Wirkstoffe des Öls dabei tief einziehen.

Nagelöl

Zutaten: 25 g Vaseline • 25 ml Rizinusöl • 1 Tropfen Bittermandelöl 25 ml Avocadoöl • 50 ml Jojobaöl

Zubereitung: Alle Zutaten im Wasserbad verschmelzen und die Mixtur in eine Dose mit Deckel füllen. Mehrmals wöchentlich die Nägel mit der Ölmischung einreiben; sie macht die Nägel weich.

Seit kurzem sind Nagelpflegestifte mit Jojobaöl im Handel, welche die Nagelhaut pflegen und die Nägel stärken. Mit diesen Stiften können Sie die Nägel täglich einstreichen. Darin besteht eine einfache und zeitsparende Alternative zum Nagelpflegebad.

Nagelpflegebad

Trockene, splitternde Fingernägel sind meist eine Folge von zu viel Kontakt mit Reinigungsmitteln und Spülwasser oder zu häufigem Händewaschen. Seltener ist auch Vitaminmangel der Grund. Ein tägliches fünfminütiges Nagelpflegebad mit Jojobaöl beseitigt dieses Problem.

Zutaten: 50 ml Jojobaöl • 4 Tropfen Lavendelöl • 4 Tropfen Sandelholzöl • 4 Tropfen Zypressenöl

Zubereitung: Das Jojobaöl im Wasserbad auf etwa 40 °C erwärmen und die ätherischen Öle hinzugeben. Die Öle in ein kleines Schüsselchen füllen und die Fingerspitzen der Hände für 10 Minuten in diese Mischung tauchen. Auch die Fußnägel kann man pflegen, indem man sie abends vor dem Schlafengehen damit einstreicht, dann Wollsocken darüber zieht und so zu Bett geht.

Sonnenpflege mit Jojoba

Wärmende Sonnenstrahlen stärken die Abwehrkräfte, fördern die Bildung wichtiger Vitamine und aktivieren die Stoffwechselfunktionen. Die Hormone und Enzyme werden durch Sonnenstrahlung angeregt, und Hautleiden wie Schuppenflechte werden gelindert. Auch die Seele profitiert vom Bad in der Sonne, denn es entspannt und sorgt für ein besseres Körpergefühl, wodurch wiederum das Selbstbewusstsein gestärkt wird. Voraussetzung für all diese wohltuenden Effekte ist jedoch das richtige Maß, denn unkontrollierte, massive Sonnenbestrahlung kann beträchtlichen Schaden anrichten. Wer sich aber der Sonne in einem vernünftigen Maß aussetzt, langsam bräunt und mit einem seiner Hautpigmentierung entsprechenden Sonnenschutzfaktor gegen Strahlenschäden vorbeugt, hat nichts zu befürchten.

Natürlicher Sonnenschutz

Über die bisher genannten Anwendungsmöglichkeiten hinaus kann Jojobaöl auch als Sonnenschutzmittel eingesetzt werden, das einen natürlichen Sonnenschutzfaktor von zwei bis vier sowie stark Wasser

Die beruhigenden Einflüsse der Sonne sind bekannt. Aber eine gezielte Heilwirkung zusammen mit Jojoba wird erst dann am besten erreicht, wenn das jeweilige Sonnenbad von begrenzter Dauer ist und dafür mehrmals wiederholt wird.

abweisende Eigenschaften hat. Für bereits leicht vorgebräunte, sonnengewöhnte Haut ist Jojobaöl ein geeignetes Sonnenschutzmittel, das nach Zugabe einiger Tropfen ätherischen Nelken-, Zitronen- oder Lavendelöls gleichzeitig lästige Insekten abwehrt.

Für hellhäutige Menschen genügt der Sonnenschutz mit Jojobaöl allein nicht. Denn lichtempfindliche und sonnenungewöhnte Haut benötigt eine Sonnencreme mit höherem Lichtschutzfaktor, um ausreichend vor Sonnenbrand und anderen schmerzhaften Folgen von zu viel Sonne geschützt zu sein. Doch sogar in diesem Fall müssen Sie keineswegs auf die wertvollen Wirkungen des flüssigen Goldes verzichten – hier empfiehlt sich das Jojobaöl als wohltuende und natürliche After-Sun-Pflege.

Parfüms

Düfte und Wohlgerüche machen das Leben lebenswerter und können die unterschiedlichsten Absichten fördern. So soll z.B. Kleopatra, als sie Marcus Antonius vor der ägyptischen Küste entgegen zog, die Segel ihres Schiffs mit kostbarsten Parfüms beduftet haben lassen, um ihn zu betören und seine Zuneigung zu gewinnen. Wie gut ihr das gelungen ist, lehrt die Geschichte. In den damaligen Zeiten gab es ausschließlich Parfüms aus natürlichen Pflanzenessenzen. Heute hingegen sind diese von synthetischen Duftstoffen verdrängt worden – kein einziges konventionelles Parfüm besteht mehr aus reinen ätherischen Olen. Naturparfüms lassen sich jedoch recht einfach selbst zubereiten. Entweder löst man dafür die duftenden Essenzen in Alkohol auf, oder aber man mischt sie in Jojobaöl, da es im Vergleich zu Alkohol den Vorteil hat, die Haut nicht auszutrocknen, sondern sie zu pflegen und mit wertvollen Wirkstoffen zu versorgen. Zudem bewirkt Jojobaöl, dass die Düfte länger auf der Haut haften bleiben.

Wenn nicht anders angegeben, bereiten Sie Parfüm mit Jojobaöl folgendermaßen zu: Füllen Sie die genannte Menge Jojobaöl in ein gründlich gesäubertes, kleines Glasfläschchen, und geben Sie danach die Duftöle hinzu. Nach kurzem Schütteln das Fläschchen für ein bis

Fast alle Naturparfüms werden mit Jojobaöl hergestellt, die konventionellen Parfüms hingegen sind alle auf Alkoholbasis.

»Ein Tag ohne Wohlgerüche kann nicht glücklich sein.« (Altägyptisches Sprichwort.)

zwei Wochen ruhen lassen, damit sich die Essenzen miteinander verbinden können und der Duft reift. Sie können auch Ihre Köperöle mit einem guten Duft versehen: Dazu mischen Sie einen Milliliter Ihrer selbst angefertigten Parfümmixtur mit 100 Milliliter Köperöl auf Jojobabasis.

Vanilleparfüm

Zutaten: 1 Vanillestange • 50 ml Jojobaöl
Zubereitung: Vanillestange der Länge nach aufschlitzen und in 3 Stücke zerteilen. Diese in ein Porzellan- oder Glasdöschen legen, das Jojobaöl darüber gießen und die Dose gut verschließen. Die Vanille 1 Woche lang im Jojobaöl ziehen lassen und das Öl danach durch ein feines Haarsieb abgießen – und schon haben Sie ohne großen Aufwand Ihr eigenes Parfüm hergestellt.

Weiße Rose

Ein Rezept für einen sehr blumigen und warmen Duft, dessen Note wesentlich durch den orientalisch würzigen Charakter des Patschuliöls bestimmt wird.
Zutaten: 10 ml Jojobaöl • 10 Tropfen Patschuliöl • 10 Tropfen Geranienöl • 10 Tropfen Bergamotteöl

Oriental

Zutaten: 10 ml Jojobaöl • 1 Tropfen Tonkaöl • 1 Tropfen Patschuliöl
1 Tropfen Vetiveröl • 1 Tropfen Jasminöl • 1 Tropfen Neroliöl
10 Tropfen Lavendelöl • 5 Tropfen Bergamotteöl • 2 Tropfen Limette

Zart und sanft

Zutaten: 10 ml Jojobaöl • 1 Tropfen Vanilleöl • 2 Tropfen Mimose
1 Tropfen Mairose • 2 Tropfen Orange

Amazone

Eine besonders rassige und sinnliche Duftkomposition.
Zutaten: 8 ml Jojobaöl • 2 Tropfen Tagetesöl • 4 Tropfen Sandelholzöl
2 Tropfen Honigöl • 2 Tropfen Mandarinenöl • 1 Tropfen Vetiveröl

Patschuli liefert das für Parfüms verwendete Patschuliöl, wichtiges »Requisit« der Flower-Power-Kultur der sechziger und siebziger Jahre. Patschuli ist eine krautartige Pflanze aus der Familie der Lippenblütler und hat kleine weiße und violette Blüten. Sie stammt ursprünglich aus Asien.

Schönes Haar mit Jojobaöl

Ähnlich wie unsere Haut sind auch die Haare ein Seismograph unseres körperlichen und seelisch-geistigen Befindens. Fühlen wir uns rundum wohl, hat auch das Haar Glanz und Schwung. Sind wir dagegen angespannt, überlastet und kummervoll, ist das Haar ebenso wie wir matt, schlapp und ohne Spannkraft.

Jojobaöl nimmt Ihnen zwar den Stress oder Kummer nicht ab, durch Shampoos, Kuren und Spülungen mit Jojobaöl kann das Haar jedoch von dessen vielen wertvollen Inhaltsstoffen gepflegt und vitalisiert, die Haarstruktur regeneriert und vor schädlichen Umwelteinflüssen bewahrt, sie kann sogar vor den Auswirkungen von Dauerwelle, zu heißem Fönen oder regelmäßigem Färben geschützt werden.

Das Haar wird fülliger, geschmeidiger und bekommt wieder mehr Glanz und Widerstandsfähigkeit. Außerdem klebt Jojobaöl nicht und lässt sich im Vergleich zu anderen Ölen wie beispielsweise Olivenöl leicht wieder auswaschen. Regelmäßige Kuren und Spülungen verleihen Ihrem Haar neue Spannkraft und frischen Glanz, pflegen es bis in die Spitzen und beugen langfristig Haarschäden wie etwa Spliss oder Schuppen vor.

Spülen Sie Ihre Haare nach der Anwendung von Shampoos, Kuren und Packungen stets sehr gründlich mit lauwarmem Wasser aus, um zu verhindern, dass Reste der Zubereitungen im Haar verbleiben und zu einem beschleunigten Nachfetten führen.

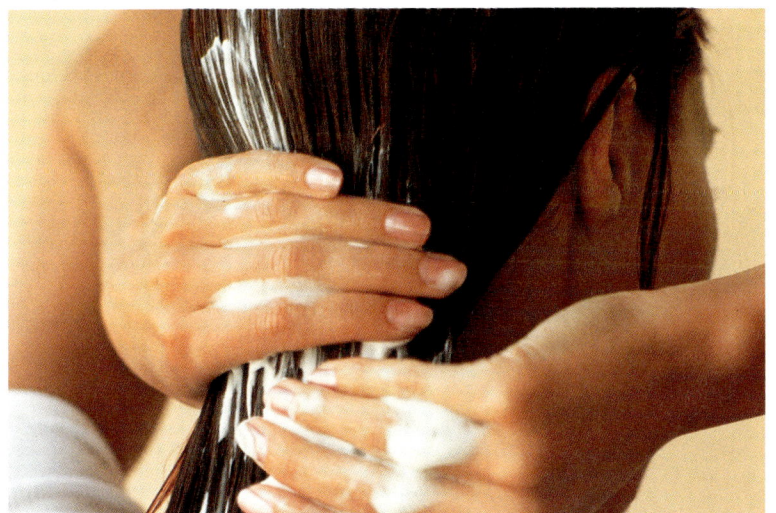

Das schonende Auftragen und Einmassieren von Jojobapflegemitteln auf das Haar unterstützt die regenerierende und kräftigende Wirkung des Jojobaöls zusätzlich.

Die richtige Anwendung von Jojoba für Ihr Haar

Unterteilen Sie die Haare zunächst mit einem Kamm in Strähnen. Dann tränken Sie einen Wattebausch mit der Pflegezubereitung, und tragen Sie sie damit an den Strähnen entlang bis hinunter zu den Haarspitzen auf. Sobald alle Haare versorgt sind, nehmen Sie diese oben am Kopf mit einem Haarband oder -gummi zusammen und wickeln ein Handtuch darum. Dann lassen Sie die Haarpflege für mindestens eine halbe Stunde einwirken und spülen sie danach mit reichlich lauwarmem Wasser aus.

Die Haare müssen danach sehr gründlich bis zu dreimal mit einem besonders milden Shampoo gewaschen werden, um das restliche Öl vollständig zu entfernen. Ihre Mühen werden durch den Glanz Ihres Haars reichlich entlohnt.

Spülen Sie Ihre Haare nach dem Waschen weder mit zu heißem noch mit kaltem Wasser aus; beides reizt die Kopfhaut zu stark und schadet auf Dauer der Haargesundheit. Am besten für die Haare ist lauwarmes Wasser.

Kur für strapaziertes Haar

Diese Zubereitung ist besonders für durch Blondieren oder Dauerwelle geschädigtes Haar eine reine Wohltat.

Zutaten: 15 Tropfen Rosenholzöl • 5 Tropfen Geranienöl
5 Tropfen Sandelholzöl • 5 Tropfen Lavendelöl • 50 ml Jojobaöl
Zubereitung: Die ätherischen Öle vorsichtig mit dem Jojobaöl verrühren und die Mixtur auf die oben beschriebene Weise auf die Haare auftragen. Nach ungefähr 30 Minuten die Kur mit lauwarmem Wasser auswaschen und lufttrocknen lassen.

Kur gegen fettiges Haar

Zutaten: 12 Tropfen Bergamotteöl • 13 Tropfen Lavendelöl
50 ml Jojobaöl
Zubereitung: Die Anwendung erfolgt wie bei der Kur für strapaziertes Haar.

Kur gegen Schuppen

Zutaten: 10 Tropfen Eukalyptusöl • 15 Tropfen Rosmarinöl
50 ml Jojobaöl
Zubereitung: Wie bei der Kur für strapaziertes Haar.

Haarwuchsöl

Diese Rezeptur regt die Durchblutung der Kopfhaut intensiv an und trägt so wirksam zur Förderung des Haarwuchses bei. Das enthaltene Klettenwurzelöl, eines der besten bewährten Haarpflegemittel, verstärkt die Wirkung der anderen Öle zusätzlich. Es wird auch in Hautpflegeprodukten verwendet und hilft bei Schuppenflechte und Ekzemen. Dank des Lavendelöls erhält das Haarwuchsmittel einen unverwechselbaren Duft.

Wenn Sie die Durchblutung Ihrer Kopfhaut noch zusätzlich fördern wollen, empfiehlt sich eine Kopfmassage.

Zutaten: 5 Tropfen Lavendelöl • 4 Tropfen Rosmarinöl
8 Tropfen Geranienöl • 5 Tropfen Zedernholzöl • 30 ml Sesamöl
20 ml Klettenwurzelöl • 50 ml Jojobaöl

Zubereitung: Die Öle in einer kleinen Schüssel mischen und wie auf Seite 76 beschrieben auf Ihre Haare auftragen. Im Anschluss daran die Kopfhaut noch für einige Minuten damit massieren. Danach die Haare mit einer Alufolie umwickeln oder eine Plastikduschhaube aufsetzen und ein zuvor angewärmtes Handtuch um den Kopf wickeln. Durch diesen Turban entwickelt sich eine beträchtliche Wärme auf dem Kopf, welche die Wirkung des Haaröls verstärkt. Nach 1/2 Stunde den Turban wieder abnehmen und die Haare gründlich mit lauwarmem Wasser auswaschen.

Kronprinz Rudolfs Brillantine

Gewiss ein wenig kurios, doch durchaus zur Nachahmung empfohlen ist Kronprinz Rudolfs Brillantine, mittels derer der k. & k. Monarch die kläglichen Reste seiner stetig schwindenden Haarpracht fixierte. Dieser Umstand soll übrigens seinen strengen Vater, Österreichs Kaiser Franz Joseph, aufgrund des intensiven Dufts sehr in Rage versetzt haben.

Zutaten: 3 EL Jojobaöl • 60 Tropfen Olivenöl (Extra vergine)
80 Tropfen Veilchenparfüm

Zubereitung: Die beiden Öle und das Veilchenparfüm in einer kleinen Schale verrühren und in der auf Seite 76 beschriebenen Weise auf die Haare auftragen.

Je früher man Haarausfall behandelt, desto günstiger sind die Heilungschancen. Maßnahmen zur kräftigen Durchblutung der Kopfhaut wie Massagen oder UV-Bestrahlung können das Wachstum neuer Haare fördern. Der erblich bedingte Haarausfall bei Männern lässt sich im Allgemeinen jedoch nicht verhindern.

Spitzenfluidum

Diese Haarkur ist zur Vorbeugung gegen gespaltene Spitzen besonders geeignet. Sie wird einfach in die Haarspitzen eingerieben und nach etwa 30 Minuten Einwirkzeit mit einem milden Haarshampoo wieder ausgewaschen.

Zutaten: 10 Tropfen Linaloeöl • 15 Tropfen Sandelholzöl 50 ml Rizinusöl • 50 ml Jojobaöl

Zubereitung: Alle Öle in einer kleinen Schüssel zusammenmischen und die Mixtur mit den Fingern oder einem Wattebausch auf den Haarspitzen verteilen.

Bienenhonigpackung

Ein Rezept für eine pflegende Kurpackung, die vor allem trockenem und sprödem Haar neue Spannkraft und Fülle gibt.

Zutaten: 1 EL Bienenhonig • 10 ml Weizenkeimöl • 30 ml Jojobaöl

Zubereitung: Alle Zutaten mit einem Mixer in einer Schüssel verrühren und die Packung gleich darauf ins gewaschene, noch feuchte Haar einmassieren. 30 Minuten einwirken lassen und mit lauwarmem Wasser gründlich ausspülen.

> Nach dem gründlichen Auswaschen, bei dem Sie die Haarpackung als erstes Shampoo verwenden, wiederholen Sie die Haarwäsche noch einmal mit einem sanften Shampoo.

Haarpackung Annunzitata

Wer oder was ihr zu diesem außergewöhnlichen Namen verholfen hat, ist unbekannt. Gesichert ist jedoch die pflegende und verschönernde Wirkung dieser Kurpackung, die schon von Berühmtheiten wie Kaiserin Sissi von Österreich hoch geschätzt wurde.

Zutaten: 1/2 TL Lanolin • 1/2 Tasse Jojobaöl • 1 TL Kamillenblüten 1 TL getrocknete Brennnesselblätter • 1 TL getrocknete Birkenblätter 1 Eigelb • 1 EL Bienenhonig • etwas Zitronensaft

Zubereitung: Lanolin und Jojobaöl im Wasserbad verschmelzen. Alle Kräuter hinzugeben und 30 Minuten im Wasserbad ziehen lassen. Durch ein Sieb abseihen. Das Eigelb mit dem Bienenhonig und dem Zitronensaft verrühren und die Mixtur in das schon etwas abgekühlte Kräuteröl geben. Das Ganze im Haar verstreichen, eine Alufolie und ein Handtuch um den Kopf wickeln, und die Packung 30 bis 40 Minuten einwirken lassen.

Ei-Zitronen-Kur

Diese Haarkur mit Zitronensaft, einer klassischen Zutat der Naturkosmetik, verleiht strapaziertem und brüchigem Haar herrlichen Glanz und pflegt es bis in die Spitzen.

Zutaten: 5 Tropfen Zedernholzöl • 3 Tropfen Bayöl • 3 EL Jojobaöl
1 Eigelb • 1 TL frisch gepresster Zitronensaft

Zubereitung: Die ätherischen Öle langsam in das Jojobaöl tropfen lassen, und die Mischung langsam dem Eigelb unterrühren. Sobald aus den Ölen und dem Eigelb unter ständigem Rühren eine cremige Masse entstanden ist, den Zitronensaft hinzugeben. Die Kur mit einem Wattebausch oder einem Kamm im zuvor gewaschenen Haar verteilen und 1/2 Stunde einwirken lassen. Dabei einen Turban aus einem Handtuch umbinden, damit die Kur besser wirken kann. Mit reichlich lauwarmem Wasser wieder auswaschen.

Eine Haarkur, die Jojobaöl enthält, ist besonders für trockenes Haar geeignet. Aber auch für jeden anderen Haartyp ist eine derartige Kur eine ausgesprochene Wohltat.

Intensivkur

Hier noch ein Rezept für ganz schlimme Fälle, wenn Ihr Haar schlapp und kraftlos ist und ihm schädigende Umwelteinflüsse, aufwändige Frisierprozeduren und aggressive Shampoos zu sehr zugesetzt haben. Die Inhaltsstoffe dieser Haarkur haben eine lange Tradition in der Herstellung von Pflegeprodukten für Haut und Haare. Brennnesseln werden gern zur Pflege der Haare verwendet, da sie für eine gute Durchblutung des Haarbodens sorgen und Schuppen beseitigen. Ihre Kraft steckt sowohl in den Blättern als auch in den Wurzeln der Pflanze.

Zutaten: 40 ml Rizinusöl • 20 ml Jojobaöl • 10 g getrocknete Brennnesselblätter • 10 g getrocknete Rosmarinblätter • 10 g getrocknete Thymianblätter

Zubereitung: Rizinus- und Jojobaöl in eine große Glasflasche gießen, die Kräuter hinzufügen und alles gut schütteln. Die Flasche verschließen, und die Kräuter 2 Tage an einem kühlen Platz in der Ölmischung ziehen lassen.

Die Kräuter durch ein Sieb abseihen, und das verbliebene Öl mit einem Wattebausch (wie auf Seite 76 beschrieben) auf die Haare auftragen. 40 Minuten einwirken lassen, danach gründllich mit lauwarmem Wasser ausspülen.

Nehmen Sie sich Zeit für die natürliche Pflege Ihrer Haare. Langfristig werden Sie mit seidigem Glanz und natürlicher Geschmeidigkeit Ihres Haars belohnt.

Heilrezepte mit Jojoba

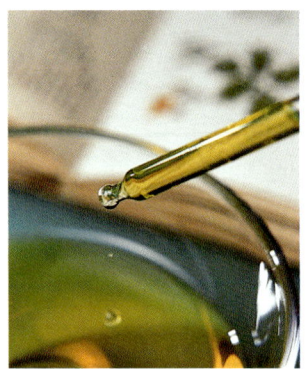

Jojobaöl ist natürliches Pflege- und Heilmittel in einem.

Das flüssige Gold birgt viele heilende Wirkungen in sich und wird sich künftig in verschiedenen Bereichen der Medizin durchsetzen. Bereits jetzt sind viele der Heilwirkungen von Jojobaöl erforscht und in wissenschaftlichen Studien bestätigt. Dies gilt vor allem für Hauterkrankungen und die bakterienhemmende Wirkung von Jojobaöl.

Bei den folgenden Rezepturen handelt es sich teilweise um Mischungen aus Jojobaöl und ätherischen Ölen, die nicht nur gut duften, sondern zum Teil hoch effiziente natürliche Arzneien darstellen. Sofern nicht anders angegeben, bereiten Sie die nachfolgenden Heilrezepte wie folgt zu: Füllen Sie alle Zutaten in ein dunkles Glasfläschchen, verschließen es und schütteln es gut. Falls etwas von der Mischung übrig bleibt, bewahren Sie den Rest fest verschlossen an einem kühlen und lichtgeschützten Ort auf, denn ätherische Öle sind sehr temperatur- und lichtempfindlich und verflüchtigen sich schnell.

Die nachfolgenden Behandlungsempfehlungen sollen in keinem Fall die ärztliche Therapie ersetzen, sondern sie vielmehr ergänzen und unterstützen. Bei einfachen und leichten Beschwerden kann die Behandlung mit Rezepten auf Jojobabasis ausreichend sein.

Von Akne bis Zellulite

Der besseren Übersicht halber sind die verschiedenen Beschwerden und ihre Behandlung mit Jojobaöl alphabetisch aufgeführt.

Akne

Ursache von Akne ist eine vermehrte Talgabsonderung. Jojobaöl vermag die Talgproduktion zu regulieren – im Fall von Akne herabzusetzen – und entfaltet so eine heilende Wirkung bei dieser Hautstörung.
Zutaten: 15 Tropfen Bergamotteöl • 10 Tropfen Wacholderöl
6 Tropfen Zypressenöl oder Teebaumöl • 50 ml Jojobaöl
Anwendung: Das Gesichtsöl mit einem Wattebausch auf Gesicht, Hals und Dekolletee sowie gegebenenfalls auch auf den Rücken auftragen. 2- bis 3-mal täglich durchführen.

Blasenentzündung

Teebaumöleinreibung

Zutaten: 3 Tropfen Teebaumöl • 1 TL Jojobaöl
Anwendung: Die Mischung mehrmals täglich sanft in den unteren Bauch- und Rückenbereich einmassieren.

Erkältungen

Nachfolgend einige Empfehlungen zur Behandlung typischer Erkältungskrankheiten wie Schnupfen, Husten, Bronchitis, Halsschmerzen und Heiserkeit.

Tigerbalsam

Tigerbalsam ist ein bewährtes Mittel bei Erkältungskrankheiten der oberen Luftwege; doch auch bei Kopfschmerzen, rheumatischen Beschwerden und Muskelverspannungen leistet es gute Dienste.
Zutaten: 25 ml Pfefferminzöl • 15 ml Kampferöl • 20 ml Fichtennadelöl • 15 ml Lavendelöl • 15 ml Eukalyptusöl • 10 ml Jojobaöl
Zubereitung und Anwendung: Alle Zutaten in einer kleinen Schüssel verrühren, und die Mischung dann in ein Cremedöschen füllen. Den Tigerbalsam im Kühlschrank aufbewahren, dann erhält er eine pastenartige Konsistenz und lässt sich gut auf die Haut auftragen. Hals, Brust und Rücken so lange mehrmals täglich mit Tigerbalsam einreiben, bis sich die Beschwerden gebessert haben.

Nasenöl

Bei Schnupfen macht Jojoba die Nase frei und bringt die Schleimhäute zum Abschwellen. Geben Sie einige Tropfen davon an die Nasenlöcher und »ziehen« das Öl dann in die Nase hinauf.
Zutaten: 2 Tropfen Angelikaöl • 2 Tropfen Basilikumöl • 30 ml Jojobaöl

Variante

Zutaten: 3 Tropfen Cajeputöl • 1 Tropfen Teebaumöl
2 Tropfen Lavendelöl • 10 ml Aloe-vera-Öl • 20 ml Jojobaöl

Im Verlauf von Blasenentzündungen kommt es gelegentlich zu Fieber. Sollte es sich einstellen, müssen Sie umgehend zum Arzt gehen, denn dann sind unter Umständen auch Nieren oder Harnleiter von der Entzündung betroffen.

Halswickel

Lindert wirkungsvoll Halsschmerzen und wirkt zugleich beruhigend.
Zutaten: 5 Tropfen Cajeputöl • 5 Tropfen Lavendelöl
2 Tropfen Melissenöl • 20 ml handwarmes Jojobaöl
Anwendung: 1-mal täglich anwenden; wie Sie einen Halswickel anlegen, erfahren Sie auf Seite 34.

Brusteinreibung

Hilft bei Schnupfen, Heiserkeit, Bronchitis und Reizhusten.
Zutaten: 10 Tropfen Zedernholzöl • 10 Tropfen Cajeputöl
10 Tropfen Lavendelöl • 10 Tropfen Teebaumöl
10 Tropfen Schafgarbenöl • 5 Tropfen Ysopöl • 50 ml Jojobaöl
Anwendung: 2- bis 3-mal am Tag die Brust mit der Ölmischung einreiben.

Brustwickel

Die Anwendung des Brustwickels trägt auch dazu bei, Fieber zu senken.
Zutaten: 3 Tropfen Lavendelöl • 5 Tropfen Minzöl • 50 ml Jojobaöl
Anwendung: Wie Sie einen Brustwickel herstellen, lesen Sie auf Seite 34. Die Anwendung täglich morgens und abends durchführen.

Ohrentropfen

Besonders hilfreich ist Jojoba in den Ohren, weil es schmerzlindernd und entzündungshemmend bei Mittelohrentzündung wirkt.
Zutaten: 10 Tropfen Eukalyptusöl • 5 Tropfen Lavendelöl
10 ml Jojobaöl
Anwendung: Mehrmals täglich 3 Tropfen in das Ohr träufeln. Alternativ dazu kann die Ölmischung auch auf einen Wattebausch gegeben und dieser in das erkrankte Ohr eingeführt werden.

Fußpilz

Fußpilze wachsen in feuchter, warmer Umgebung – Füße in geschlossenem Schuhwerk bieten ihnen deshalb geradezu optimale Lebensbedingungen. Fußpilz erkennen Sie an eingerissener Haut und an

---

Haben sich die Beschwerden bei einer Erkältung nach drei Tagen nicht wesentlich gebessert und treten darüber hinaus zusätzlich Kopfschmerzen und Fieber auf, sollten Sie unbedingt einen Arzt zurate ziehen.

kleinen Schüppchen aufgeweichter Haut zwischen den Zehen. Der kleine Zeh ist dabei am stärksten gefährdet, da er am meisten gedrückt wird, dadurch dem Nachbarzeh dicht anliegt und somit durch den Schweiß oft feucht ist.

Öl gegen Fußpilz

Zutaten: 15 Tropfen Lavendelöl • 15 Tropfen Teebaumöl
50 ml Jojobaöl
Anwendung: Die Mixtur über mindestens 2 Wochen hinweg jeden Morgen und Abend auf die befallenen Stellen auftragen. Bei einem Rückfall die Behandlung wiederholen.

Hautbeschwerden allgemein

Vor allem bei entzündlichen Erkrankungen der Haut und solchen, die durch Viren, Pilze und Bakterien verursacht sind, zeigt Jojobaöl oftmals erstaunlich gute Heilerfolge.

Einreibung bei Bindegewebsschwäche

Zutaten: 15 Tropfen Rosenholzöl • 5 Tropfen Rosenöl
50 ml Weizenkeimöl • 50 ml Jojobaöl
Anwendung: Die betroffenen Hautregionen regelmäßig und mehrmals täglich mit der Ölmischung einreiben.

Massageöl bei Hautentzündungen

Zutaten: 5 Tropfen Teebaumöl • 50 ml Jojobaöl
Anwendung: Die Mischung mit einem Wattebausch auf die entzündeten Hautstellen auftragen.

Zur Beruhigung von Hautentzündungen

Zutaten: 3 Tropfen Cistrosenöl • 2 Tropfen Immortellenöl
1 Tropfen Neroliöl • 3 Tropfen Lavendelöl • 40 ml Jojobaöl
30 ml Aloe-vera-Öl • 30 ml Johanniskrautöl (Rotöl)
Anwendung: Nach dem Duschen oder Baden den ganzen Körper mit der Ölmischung einreiben.

Untersuchungen zufolge leiden mindestens 80 Prozent der Bundesbürger an Fußpilz oder haben schon Erfahrungen damit gemacht – es handelt sich bei Fußpilz also tatsächlich um eine Art Volksseuche.

Zu den sich ausbreitenden Zivilisationskrankheiten gehören auch viele Hautleiden, die die Pharmaindustrie zur Herstellung vieler Produkte veranlasst, die aber meist nur Heilerfolge um den Preis vieler Nebenwirkungen erzielen.

Hautpilze

Unsere Haut stellt für Mikroorganismen von Natur aus eigentlich keinen gut geeigneten Nährboden dar, denn eine intakte Epidermis lässt kein Bakterium so ohne weiteres passieren. Zudem ist die Hornhaut relativ wasserarm und besteht aus für Mikroorganismen schwer verdaulichen Proteinen. Dennoch gibt es einige Pilze und Milben, die sich auf den Verzehr von Hornhautschüppchen spezialisiert haben und sie zu leicht sauren Produkten verdauen. So entsteht eine Schutzschicht, der Säureschutzmantel der Haut. Dieser wiederum schützt die Haut vor anderen Bakterien, Pilzen und Viren. Ist der Säureschutzmantel der Haut allerdings angegriffen oder gar zerstört, kann es zum Parasitenbefall der Haut kommen. Hier ein wirksames Rezept dagegen:

Öl gegen Hautpilz
Zutaten: 20 Tropfen Eukalyptusöl • 10 Tropfen Teebaum- oder Lavendelöl • 50 ml Jojobaöl
Anwendung: Das Öl über 2 Wochen morgens und abends auf die betroffenen Hautstellen auftragen.

Kopfläuse

Haarpackung
Zutaten: 5 Tropfen Teebaumöl • 5 Tropfen Lavendelöl
70 ml Jojobaöl • 30 ml Aloe-vera-Öl
Anwendung: Ölpackung mit einem Wattebausch auf das Haar auftragen, 20 Minuten einwirken lassen, und die Haare mit viel warmem Wasser ausspülen.

Kopfschmerzen

Massageöl
Dieses lindernde Massageöl hilft auch bei Abgespanntheit und Migräne.
Zutaten: 5 Tropfen Muskatellersalbeiöl • 2 Tropfen Bergamotteöl
1 Tropfen Minzöl • 50 ml Jojobaöl

Lassen Sie sich vor der Selbstbehandlung von Kopfschmerzen in Hinblick auf mögliche organische Gesundheitsstörungen und Grunderkrankungen von einem Arzt untersuchen. Seine Konsultation ist auch dann erforderlich, wenn sich Ihre Kopfschmerzen mehrere Tage nicht bessern und sich auf einen ganz bestimmten Bereich beschränken.

Anwendung: Die Mixtur mehrmals am Tag an beiden Schläfen, unter den Nasenlöchern und auf der Stirn verreiben. Auch den Nacken damit massieren, das entspannt und lockert zugleich verspannte Muskeln, eine häufige (Mit-)Ursache von Kopfschmerzen.

Fußeinreibung

Zutaten: 3 Tropfen Angelikaöl • 1 Tropfen Benzoeöl • 1 Tropfen Sandelholzöl • 1 Tropfen Neroliöl • 30 ml süßes Mandelöl • 20 ml Jojobaöl
Anwendung: Unglaublich, aber wahr: Eine Massage der Füße hilft Kopfschmerzen zu lindern, denn sie entspannt und harmonisiert. Die Anwendung so lange 2- bis 3-mal täglich durchführen, bis sich die Beschwerden gebessert haben.

Krampfadern

Krampfadernöl

Zutaten: 5 Tropfen Zypressenöl • 5 Tropfen Lavendelöl
5 Tropfen Wacholderöl • 30 ml Aloe-vera-Öl • 70 ml Jojobaöl
Anwendung: Täglich morgens und abends die Beine mit der Ölmischung massieren, ohne dabei Druck auszuüben.
Zur Selbstbehandlung eignen sich nur nicht blutende Krampfadern.

Eine Jojobabehandlung von Krampfadern unterstützen Sie sinnvoll durch viel Bewegung wie Spazierengehen, Laufen oder Rad fahren, um die vom Sitzen müde gewordenen Beine wieder in Schwung zu bringen.

Kreislaufbeschwerden

Mit diesem Öl bringen Sie einen matten Kreislauf wieder auf Trab.
Zutaten: 2 Tropfen Rosenöl • 7 Tropfen Lavendelöl • 5 Tropfen Zedernholzöl • 2 Tropfen Muskatellersalbeiöl • 100 ml Jojobaöl
Anwendung: Morgens und abends oder bei Bedarf den ganzen Körper damit einmassieren.

Leichte Verletzungen

Dieses Öl hilft bei Verletzungen wie Prellungen oder Blutergüssen.
Zutaten: 10 Tropfen Rosmarinöl • 5 Tropfen Ysopöl • 50 ml Jojobaöl
Anwendung: Die Ölmischung auf die verletzte Hautstelle auftragen.

Bedecken die Verbrennungen mehr als zehn Prozent – bei Kindern mehr als fünf Prozent – der Körperoberfläche, müssen Sie umgehend einen Arzt rufen. Das gilt grundsätzlich für alle offenen und blutenden Verbrennungen.

Die entspannende Wirkung von Ölbädern ist seit langer Zeit bekannt. Die Zugabe von Jojoba verstärkt diesen wohltuenden Effekt zusätzlich.

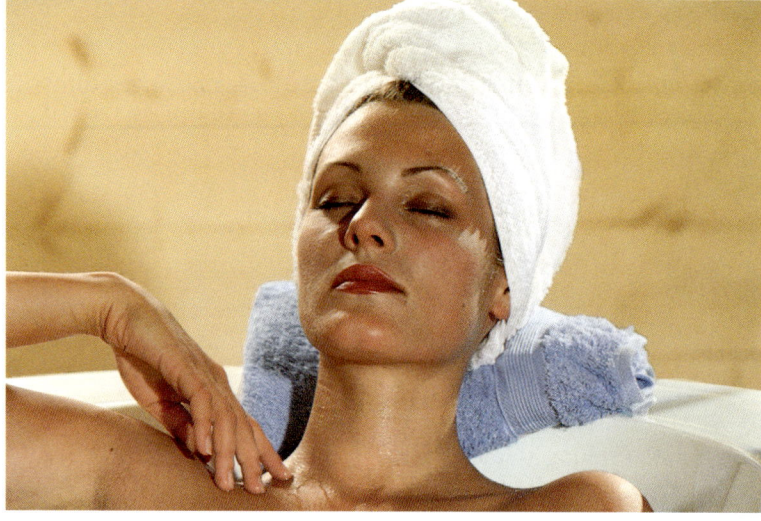

Öl bei Verbrennungen ersten Grades

Das folgende Öl wird auch Brandöl genannt.

Zutaten: 3 Tropfen Eukalyptusöl • 1 TL Jojobaöl

Anwendung: Die Mischung mit einem Wattebausch vorsichtig auf die verbrannte Hautstelle auftragen; die Anwendung mehrmals hintereinander wiederholen.

Menstruationsbeschwerden

Die folgenden Rezepte enthalten Empfehlungen zur Linderung der lästigen Leiden an den Tagen vor den kritischen Tagen sowie gegen eine schmerzhafte Periodenblutung.

Massageöl zur Anwendung bei prämenstruellem Syndrom

Dieses Unterleibsmassageöl wirkt dem Flüssigkeitsstau entgegen und regt die Menstruation an.

Zutaten: 15 Tropfen Muskatellersalbeiöl • 10 Tropfen Majoranöl 5 Tropfen Rosenöl • 50 ml Jojobaöl

Anwendung: Unterbauch und Rücken an den Tagen vor der Periode mehrmals täglich mit der Ölmischung massieren.

Kreislaufbeschwerden, Rückenschmerzen, allgemeines Unwohlsein und vor allem Unterleibsschmerzen: Welche Frau kennt die Beschwerden nicht, die der Monatszyklus regelmäßig oder auch unregelmäßig mit sich bringt.

Badeöl gegen prämenstruelles Syndrom

Viele Frauen sind ein paar Tage vor der monatlichen Blutung in einer psychisch labilen Verfassung. Sie sind leicht reizbar, angespannt oder depressiv und haben zusätzlich oft noch mit körperlichen Beschwerden wie Wasserstau, Spannungsgefühl in den Brüsten und Hautunreinheiten zu kämpfen.

Zutaten: 4 Tropfen Mukatellersalbeiöl • 4 Tropfen Bergamotteöl
2 Tropfen Rosenöl • 3 TL Jojobaöl
Anwendung: Die Mischung dem warmen Badewasser zufügen.

Dieser Badezusatz kann kleine Wunder wirken, denn er hellt eine verdüsterte Stimmung auf und sorgt für wunderbare Entspannung.

Aromatampon

Er hilft bei Zysten und Menstruationsbeschwerden, ist aber auch bei Blasenentzündungen hochwirksam.

Zutaten: 5 Tropfen Kamillenöl • 3 Tropfen Lavendelöl
5 Tropfen Schafgarbenöl • 10 ml Jojobaöl
Anwendung: Tampon mit dieser Mischung tränken und ihn in die Scheide einführen; mehrmals am Tag wechseln. Die Inhaltsstoffe der ätherischen Öle wirken entkrampfend und verbessern das Scheidenmilieu (Scheidenflora).

Einreibung bei schmerzhafter Periode

Zutaten: 2 Tropfen Melissenöl • 5 Tropfen Kamillenöl • 5 Tropfen Muskatellersalbeiöl • 1/2 TL Nachtkerzenöl • 20 ml Jojobaöl
Anwendung: Mehrmals täglich im Unterleibs- und Kreuzbeinbereich einmassieren.

Narben

Narben – egal ob sie nun durch Unfälle oder aber durch Operationen oder ähnliche Eingriffe verursacht werden – sind Störfelder, die, wie zahlreiche Untersuchungen auf diesem Gebiet gezeigt haben, das Wohlbefinden deutlich beeinträchtigen können. Häufig ist dies nicht nur bei Wetterveränderungen der Fall.

Mit folgender Rezeptur lassen sich sogar schmerzende Narben noch einfach aber wirksam behandeln.

Öl gegen schmerzende Narben

Zutaten: Je 5 Tropfen Narzissen- und Patschuliöl • 100 ml Jojobaöl
Anwendung: Ölmischung 2- bis 3-mal täglich auf die Narben und die sie umgebende Region auftragen.

Rheumatische Beschwerden

Massageöl 1

Eine Massage der schmerzenden Stellen regt den Kreislauf an und unterstützt die Ausschwemmung der die Rheumabeschwerden mitverursachenden Giftstoffe.

Zutaten: 7 Tropfen Wacholderöl • 4 Tropfen Rosmarinöl
6 Tropfen Wiesenköniginöl • 5 Tropfen Birkenöl
5 Tropfen Zitronenöl • 50 ml Jojobaöl
Anwendung: Ölmischung wiederholt an den Gelenken einreiben.

Massageöl 2

Zutaten: 30 Tropfen Teebaumöl • 50 ml Jojobaöl
Anwendung: Wie bei Massageöl 1.

Bei länger anhaltenden Schmerzen in den Gelenken und anderen Beschwerden in diesen Bereichen sollten Sie einen Arzt konsultieren. Die nebenstehenden Behandlungsempfehlungen dienen der Unterstützung seiner Therapie. Das Massageöl 2 hat sich auch zur Behandlung von Arthritis und Verstauchungen bewährt.

Scheidenentzündung

Vaginaltampon

Zutaten: 5 Tropfen Teebaumöl • 5 Tropfen Lavendelöl
20 ml Aloe-vera-Öl • 30 ml Jojobaöl
Anwendung: Tampon mit der Ölmischung tränken und in die Scheide einführen. Vaginaltampon morgens, mittags und abends erneuern. Eine Slipeinlage verhindert Ölflecken auf der Unterwäsche.

Schuppenflechte

Forschungen haben ergeben, dass die Anwendung von Jojobaöl eine lindernde Wirkung bei Schuppenflechte (Psoriasis) hat. Diese Hauterkrankung tritt bevorzugt an jenen Stellen auf, an denen die Haut belastet oder gereizt wird. Ungesättigte Fettsäuren in Form eines Öls oder Fetts auf die Haut aufgetragen beheben die verstärkte Durchlässigkeit der Hornhaut für Wasser, die man bei Psoriasispatienten beobachtet und schützen die Haut vor dem Austrocknen. Jojobaöl eignet sich auch deswegen so gut zur Behandlung, weil es im Gegensatz zu anderen Ölen bei längerem Kontakt mit Sauerstoff und Licht keine giftigen Oxidationsprodukte bildet.

Hautöl bei Schuppenflechte

Zutaten: 30 Tropfen Karottenöl • 10 Tropfen Cistrosenöl
50 ml Jojobaöl
Anwendung: Mehrmals täglich die erkrankten Hautregionen sanft mit der Ölmischung einreiben.

Teebaumöllotion

Zutaten: 30 Tropfen Teebaumöl • 50 ml Jojobaöl
Anwendung: 2-mal täglich auf die betroffenen Hautstellen auftragen.

Die Schuppenflchte gehört in jedem Fall unter die Obhut eines Arztes. Die nebenstehenden Empfehlungen können seine Therapie unterstützen.

Schwangerschaftsstreifen

Schwangerschaftsstreifen sind Risse in der Unterhaut, die bei zu schneller Hautdehnung und schlechtem Bindegewebe entstehen. Sanfte Ölmassagen des Bauchs helfen, diese unschönen Hautrisse zu vermeiden und können darüber hinaus schon vorhandene Schwangerschaftsstreifen mindern.

Vorbeugende Ölmischung

Zutaten: 20 Tropfen Rosenholzöl • 10 Tropfen Rosenöl
50 ml Mandelöl • 50 ml Jojobaöl
Anwendung: Mehrmals täglich den Bauch sanft und behutsam mit dem Öl massieren.

Antistreifenöl

Zutaten: 10 Tropfen Lavendelöl • 8 Tropfen Weihrauchöl • 8 Tropfen Myrrheöl • 4 Tropfen Rosenöl • 50 ml Calendulaöl • 50 ml Jojobaöl
Anwendung: Wie bei der vorbeugenden Ölmischung.

Zellulite

Dieses Phänomen tritt fast nur bei Frauen auf, da der Anteil von Unterhautfettgewebe bei ihnen mit etwa 30 Prozent des Körpergewichts doppelt so hoch liegt wie bei Männern. Das Fettgewebe wird durch Bindegewebezüge in einzelne Teile unterteilt und gibt dem Fettgewebe mehr Halt. Wenn die Fettmenge zunimmt, werden die einzelnen Bindegewebezüge gespannt und ziehen die Haut nach innen ein.

Wacholder-Jojoba-Öl

Diese Rezeptur regt den Stoffwechsel an und fördert so den Abtransport von Schlacken und Giftstoffen aus dem Gewebe. Bei regelmäßiger Anwendung wird die behandelte Hautpartie glatter und straffer.
Zutaten: 5 Tropfen Wacholderöl • 7 Tropfen Lavendelöl
6 Tropfen Orangenöl • 50 ml Jojobaöl
Anwendung: Öl täglich morgens und abends leicht an Oberschenkel, Po und gegebenenfalls auch an den Oberarmen einmassieren.

Fruchtiges Massageöl

Zutaten: 25 Tropfen Orangenöl • 2 Tropfen Zitronenöl
8 Tropfen Zypressenöl • 50 ml Weizenkeimöl • 50 ml Jojobaöl
Anwendung: Wie beim Wacholder-Jojoba-Öl.

Zelluliteöl mit Grapefruit

Zutaten: 10 Tropfen Grapefruitöl • 5 Tropfen Zypressenöl
5 Tropfen Rosmarinöl • 30 ml Aloe-vera-Öl • 70 ml Jojobaöl
Anwendung: Wie beim Wacholder-Jojoba-Öl.

Das Beste zur Vorbeugung und Linderung von schon vorhandener Zellulite ist in erster Linie viel Bewegung und vernünftige Ernährung – dazu gehört auch das Reduzieren des Konsums von Kaffee, Alkohol und Zigaretten. Auch Trockenbürstenmassagen und Wechselduschen sind empfehlenswert.

Jojoba für Geist und Seele

Antistressöl

Diese Ölmischung wirkt bei Nervosität durch Hektik und Stress.
Zutaten: 3 Tropfen Sandelholzöl • 2 Tropfen Rosenöl
2 Tropfen Neroliöl • 1 Tropfen Weihrauchöl • 1 Tropfen Jasminöl
1 Tropfen Ylang-Ylang-Öl • 20 ml Jojobaöl

Anwendung: Zur Linderung der Stresssymptome einige Tropfen in den Nacken, unter die Nase oder in die Magengegend reiben. Mit der Mischung kann man auch ein Riechfläschchen füllen und bei Bedarf einen tiefen, beruhigenden Atemzug nehmen.

Beruhigendes Kinderparfüm

Für überdrehte, nervöse und/oder angespannte Kinder ist dieses angenehm riechende Parfüm eine sanfte und natürliche Beruhigungs- und Entspannungshilfe.
Zutaten: 1 Tropfen Geranienöl • 1 Tropfen Orangenöl • 5 ml Jojobaöl

Massageöl gegen Schlaflosigkeit

Zutaten: 7 Tropfen Lavendelöl • 5 Tropfen Zedernöl
2 Tropfen Melissenöl • 1 Tropfen Rosenöl • 50 ml Jojobaöl
Anwendung: Die Massage (siehe Seite 35) abends vor dem Schlafengehen durchführen.

Jojoba ist Balsam für Geist und Seele: Da beim Menschen Wechselwirkungen zwischen Geist, Seele und Körper bestehen, zielt eine Anwendung mit Jojobaöl auf die natürliche Wiederherstellung der verloren gegangenen Harmonie ab.

Aphrodisisches

Im alten Rom war es Brauch, Brautpaaren frische Rosenblätter ins Bett zu streuen und so deren Sinne anzuregen. Die legendäre Kleopatra soll mit Jasminöl ihrer sinnlichen Ausstrahlung nachgeholfen haben. Es gibt einige ätherische Öle, die aphrodisierende Elemente enthalten, deren Düfte also die Sinnlichkeit anregen und helfen, sich zu entspannen und ein positives Körpergefühl zu entwickeln. Das folgende Rezept gibt davon eine Kostprobe.

Aphrodisierendes Massageöl

Zutaten: 15 Tropfen Sandelholzöl • 2 Tropfen Jasminöl
4 Tropfen Ylang-Ylang-Öl • 4 Tropfen Rosenöl • 50 ml Jojobaöl
Anwendung: Am wirkungsvollsten und am schönsten ist es, wenn Sie und Ihr Partner sich abwechselnd gegenseitig mit dieser betörenden Duftmischung massieren. Ob Sie dabei den ganzen Körper oder nur einzelne Regionen verwöhnen, bleibt Ihnen überlassen – mit der Zeit finden Sie sicherlich zu der für Sie angenehmsten Variante.

Der Duft aus Jojoba und ätherischen Ölen wirkt genauso inspirierend wie beruhigend bei Massagen, Entspannungsübungen und Meditationen.

Die gebräuchlichsten ätherischen Öle

Öl	Seelisch-geistige Wirkungen	Körperliche Wirkungen
Angelika	Erdend, stabilisierend	Antibakteriell, schweißtreibend, abwehrsteigernd, verdauungsfördernd
Anis	Libidofördernd	Appetitanregend, entblähend, schleim- und krampflösend
Basilikum	Aufmunternd, entspannend	Darmreinigend, antiseptisch, entblähend, verdauungs- und menstruationsfördernd
Benzoe	Beruhigend, ausgleichend	Entzündungshemmend, antiseptisch, krampflösend, harntreibend, herzstärkend
Bergamotte	Stimmungsaufhellend	Stärkend, verdauungs- und heilungsfördernd, schmerzlindernd, antiseptisch
Cajeput	Beruhigend, entspannend	Antiseptisch, schweißtreibend
Cistrose	Öffnend, ausgleichend, erotisierend, beruhigend	Krampflösend, wundheilend
Eisenkraut	Inspirierend, motivierend	Verdauungsanregend, geburtsfördernd
Eukalyptus	Stärkend, konzentrationsfördernd, anregend	Antiseptisch, entzündungswidrig, schleimlösend, allgemein heilend
Fenchel	Beruhigend, entspannend	Verdauungs- und menstruationsfördernd, entblähend, milchtreibend, krampflösend
Geranie	Beruhigend, ausgleichend, aufmunternd	Heilend, antiseptisch, harntreibend
Ingwer	Erotisierend	Verdauungsfördernd, antiseptisch, krampflösend, entblähend
Iris	Harmonisierend, intuitionsstärkend	Schleimlösend, blutreinigend

Die gebräuchlichsten ätherischen Öle

Öl	Seelisch-geistige Wirkungen	Körperliche Wirkungen
Jasmin	Emotional öffnend, aufmunternd	Krampflösend, antiseptisch, geburtsfördernd
Kamille	Harmonisierend, beruhigend	Entzündungshemmend, entblähend, schmerzstillend, schweißtreibend
Koriander	Konzentrationsfördernd, erotisierend	Verdauungsfördernd, entblähend
Kreuzkümmel	Erotisierend	Verdauungsfördernd, entblähend
Lavendel	Den Geist klärend, ausgleichend, beruhigend	Schmerzlindernd, antiseptisch, krampflösend, desodorierend
Lemongras	Aufmunternd, erfrischend	Verdauungsfördernd, entblähend, antiseptisch, harntreibend
Melisse	Ausgleichend, entspannend	Schmerzlindernd, entblähend, nerven-, herz- und verdauungsstärkend, krampflösend, antibakteriell
Minze	Konzentrationsfördernd, erfrischend	Krampflösend, antibakteriell, verdauungs- und durchblutungsfördernd, entzündungshemmend
Muskatellersalbei	Vitalisierend, zugleich entspannend, aphrodisierend	Entblähend, krampflösend, antibakteriell, menstruationsfördernd
Myrte	Weisheit und Einsicht fördernd, den Geist klärend	Entkrampfend, reinigend, schleimlösend, antibakteriell, entzündungshemmend
Nelke	Anregend	Desinfizierend, schmerzlindernd
Neroli	Stimmungsaufhellend, aphrodisierend	Verdauungsfördernd, entblähend
Orange	Beruhigend, erheiternd, anregend	Desinfizierend, fiebersenkend

Die gebräuchlichsten ätherischen Öle

Öl	Seelisch-geistige Wirkungen	Körperliche Wirkungen
Oregano	Beruhigend	Entzündungshemmend, krampflösend, durchblutungs- und menstruationsfördernd
Patschuli	Stimulierend, auch betäubend	Entzündungshemmend, antibakteriell
Rose	Harmonisierend, emotional öffnend, erotisierend	Krampflösend, menstruationsfördernd, schmerzlindernd, antiseptisch
Rosmarin	Belebend, den Geist klärend	Kreislauf- und menstruationsfördernd
Sandelholz	Harmonisierend, beruhigend	Antiseptisch, entzündungshemmend, krampflösend, entblähend, harntreibend
Teebaum	Anregend	Antibakteriell, viren- und pilzabtötend, abwehrsteigernd
Thymian	Aufbauend, stärkend	Antiseptisch, schleimlösend, durchblutungs- und verdauungsfördernd
Vanille	Harmonisierend, beruhigend	Menstruationsfördernd
Vetiver	Stärkend, erdend, erotisierend	Abwehrstimulierend, regenerierend
Wacholder	Aufbauend, beruhigend, konzentrationsfördernd	Verdauungsanregend, desinfizierend, krampflösend, entschlackend, heilend
Ylang-Ylang	Aphrodisierend	Entkrampfend, stimulierend, blutdrucksenkend, antiseptisch
Ysop	Inspirierend, konzentrationsfördernd	Kräftigend, entkrampfend, schleimlösend, schweißtreibend, verdauungsfördernd
Zeder	Stärkend, aufbauend	Antiseptisch, abwehrsteigernd
Zitrone	Aktivierend, aufhellend, konzentrationsfördernd	Desinfizierend, fiebersenkend, verdauungsfördernd
Zypresse	Ordnend, konzentrationsfördernd	Gefäßverengend, krampflösend, antiseptisch

Über die Autorin

Birgit Frohn ist diplomierte Humanbiologin. Als freie Buchautorin und Wissenschaftsjournalistin mit den Schwerpunkten Medizin, alternative Heilmethoden, Naturheilkunde und Ethnomedizin veröffentlichte sie zahlreiche Publikationen in der Fach- und Publikumspresse. Birgit Frohn lebt und arbeitet in München.

Literatur

Faber, Stephanie: Schön und gesund. Goldmann-Verlag. 2. Auflage, München 1991
Haas, Nina E.: Naturkosmetik. Falken-Verlag. Niedernhausen 1990/91
Kosmetikjahrbuch 1993. Verlag für chemische Industrie H. Ziolkowsky. Augsburg 1993
Schwab, Axel: Jojoba – Ein hochwertiges Pflanzenöl aus der Wüste. Ledermann-Verlag. Bad Wörishofen 1981
Stiens, Rita: Das Praxisbuch Naturkosmetik. Südwest Verlag. München 1997

Hinweis

Das vorliegende Buch ist sorgfältig erarbeitet worden. Dennoch erfolgen alle Angaben ohne Gewähr. Weder Autorin noch Verlag können für eventuelle Nachteile oder Schäden, die aus den im Buch gemachten praktischen Hinweisen resultieren, eine Haftung übernehmen.

Bezugsquellennachweis

AMYRIS Ätherische Öle und Naturkosmetik, Vaihinger Straße 36, 74343 Sachsenheim, Tel. 0 71 47/90 07 70, Fax 0 71 47/90 07 72
Auryn Naturwaren, Klenzestraße 45, 80469 München, Tel. 0 89/2 02 12 26
B & W Versand, Grenzweg 7, 42555 Velbert bei Essen, Tel. 0 20 52/9 52 40
CMD Naturkosmetik, Hinter der Burg 8, 38729 Lutter am Barenberge, Tel. 0 53 83/9 68 60, Fax 0 53 83/96 86 46
Waschbär Umweltprodukt Versand GmbH, Abrichstraße 4, 79108 Freiburg, Tel. 07 61/13 06 00n.

Danksagung

Wir danken Herrn Dietrich von der Firma CMD Naturkosmetik für die freundliche Unterstützung und den fachlichen Rat.

Bildnachweis

AKG, Berlin: 44; Bavaria, Gauting: 20 (B.P.), 23 (TCL); Pflanzenarchiv Lavendelfoto, Hamburg: 1 (Spohn), 14 (Höfer); Premium, Hamburg: 75 (Pedro del Rio); Südwest Verlag, München: 38 (Joachim Heller), 86 (Michael Nagy); Tunger Matthias, München: U1, 6, 36, 51, 54, 66, 80

Impressum

© 1998 Südwest Verlag GmbH in der Verlagshaus Goethestraße GmbH & Co. KG, München

Alle Rechte vorbehalten. Nachdruck – auch auszugsweise – nur mit Genehmigung des Verlags.

Lektorat:
Andreas Belwe
Projektleitung:
Susanne Garte
Redaktionsleitung und medizinische Fachberatung:
Dr. med. Christiane Lentz
Bildredaktion:
Sabine Kestler
Produktion:
Manfred Metzger
Umschlag:
Heinz Kraxenberger, München
DTP/Satz:
Reiner Löb
Druck:
Color-Offset, München
Bindung:
R. Oldenbourg, München

Printed in Germany

Gedruckt auf chlor- und säurearmem Papier

ISBN 3-517-07611-2

Register